《伤寒论》浅解

解构《伤寒论》条文深层次的病因病机

揭开百余经典名方组方配伍的神秘面纱

下册　许田　著

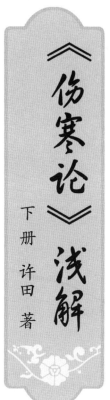

海南出版社

·海口·

辨阳明病脉证并治

并见阳明少阳合病法

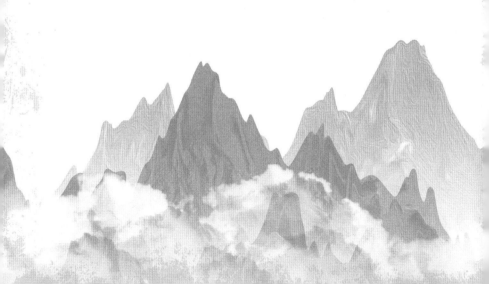

问曰：病有太阳阳明，有正阳阳明，有少阳阳明，何谓也？答曰：太阳阳明者，脾约是也；正阳阳明者，胃家实是也；少阳阳明者，发汗利小便已，胃中燥烦实，大便难是也。（179）

　　仲景说阳明病分三种。太阳阳明，脾约是也，表胃强脾弱，阳浮阴弱，胃热脾寒。正阳阳明，胃家实是也，所谓胃家实，就是胃经有实邪。比如胃热，胃中有燥屎五六枚，这都算胃家实。少阳阳明，发汗利小便已，说明发汗利小便导致津液水分丢失，必然大肠中燥烦实，大便干硬难下。

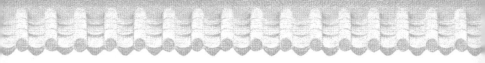

阳明之为病，胃家实是也。（180）

本条文可以算作是对阳明病的病机总结。总之，阳明病是胃经有了实邪，实热或者大便干硬都属于阳明病。

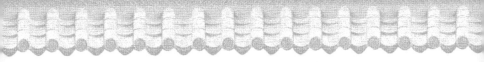

> 问曰：何缘得阳明病？答曰：太阳病，若发汗，若下，若利小便，此亡津液，胃中干燥，因转属阳明。不更衣，内实，大便难者，此名阳明也。（181）

　　本条先设问，为什么会得阳明病。答案是，发汗，攻下使下利，或者利小便，从多种途径丢失津液水分，使胃肠中干燥，邪热就会转入阳明。实际上条文中的不更衣、内实、大便难也许有互相对应的关系。不更衣，也许指的是不排泄而不觉其苦的太阳阳明的脾约。内实，也许指的是正阳阳明的胃家实。大便难，也许指的是少阳阳明的大肠干燥。中医所指的胃，我理解为一部分指西医学中定义的胃，就是受纳水谷的那部分，另一部分指西医学中定义的大肠，不然不会有胃中有燥屎五六枚的说法。而中医学中的脾，指的是西医学中的小肠，也就是十二指肠、空肠和回肠。

问曰：阳明病外证云何？答曰：身热，汗自出，不恶寒，反恶热也。（182）

阳明病指胃家实。那么阳明经有了热实，外部证候如何呢？内有实热，外部表现就是身热，有汗，因为内热蒸腾津液，故身热汗出，不恶寒反恶热。

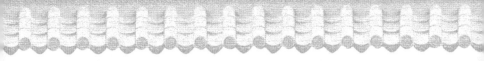

> 问曰：病有得之一日，不发热而恶寒者，何也？答曰：虽得之一日，恶寒将自罢，即自汗出而恶热也。（183）

病得之一日，也就是得病最初期，没有发热仅有恶寒，未必是太阳病。仲景回答，虽然已经得病一日了，但恶寒即将自行停止，马上就要汗出身热了。这就是阳明病。本条意思是，阳明病，初期在还没发热的时候，会有短暂恶寒，此时应该是体温上升期。身体防御反射机制启动，调集气血等物质基础向阳明经聚集，此过程中，会有恶寒、轻微寒战的表现。

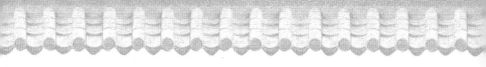

> 问曰：恶寒何故自罢？答曰：阳明居中，主土也，万物所归，无所复传，始虽恶寒，二日自止，此为阳明病也。（184）

260

接上条，恶寒症状为什么会自行消退？仲景从五行来解释：阳明居中，居中属土，土为万物所归。居中，是一个关键词。阳明系统为人体六大系统之一，居中的阳明经虚弱，全身的病气就都会向这个虚弱之处聚集。如果是木火土金水，都有生克乘侮，但是土居中，是万物所归，所以无所复传，也就是说，人体的各种疾病，都可以将津液包裹着的病邪等归入肠道，最后排出。所以，福柯说排泄是机体的一种防御反射机制。根据以上理论，阳明病初期虽然恶寒，但是因为阳明经虚弱，病邪向虚弱处传导，到达阳明经区域后，便形成了胃家实，所以最终恶寒自消。

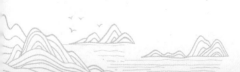

> 本太阳初得病时，发其汗，汗先出不彻，因转属阳明也。伤寒发热无汗，呕不能食，而反汗出濈濈然者，是转属阳明也。（185）

太阳病得病之初，发汗之法使用不当，病邪可以转入阳明。

接着说伤寒，发热无汗，呕不能食。从后文看这是胃家实导致的呕不能食。最初无汗，现在反而汗出不断，可知，邪气已经转入阳明了。

本条文的意思是：发汗不当，太阳表证可以转入阳明；汗出不断，有可能是邪气从太阳转入了阳明。

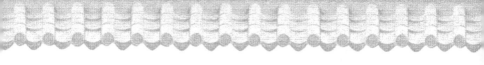

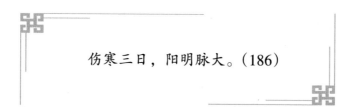

伤寒三日，阳明脉大。（186）

　　伤寒三日，意思是太阳表证第三天，正处于病情进展期，所以正邪斗争激烈，邪气转入阳明，导致阳明脉大。脉大，就是脉形大。阳明经气血充盛，所以脉大。

　　《黄帝内经》说："脏小则安。"所以我粗略总结，人体哪儿大多少意味着哪儿就虚。肝脾肿大是肝脾虚，心脏肥大是心脏虚。所以脉大为病进，病进则是因为机体抵抗力弱。

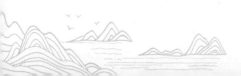

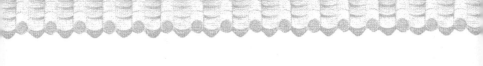

> 伤寒脉浮而缓，手足自温者，是为系在太阴。太阴者，身当发黄，若小便自利者，不能发黄。至七八日大便鞕者，为阳明病也。（187）

　　伤寒表证，脉浮是自然的，但是浮而缓，说明脉搏无力，且脉体不充盈、不强硬。这样看来，人体有虚弱的一面。手足尚温，说明尚未至手足厥冷的地步，邪气传向太阴，表明是太阴脾虚。脾虚湿盛，就有可能身发黄。黄疸湿气重，如果小便通利，那么湿邪有出路，所以不会出现身发黄。到了七八日，感冒将好转的时候，出现大便硬，应是小便量多，丢失水液，导致大便硬，属于胃家实，所以原文叫作为阳明病也。

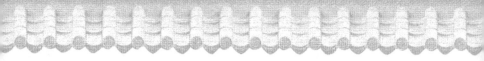

> 伤寒转系阳明者，其人濈然微汗
> 出也。（188）

阳明病，特征是不断地微微汗出。因为阳明病是胃家实。既然胃家实在内，那么实热蒸腾，就会不断出汗。

阳明中风，口苦咽干，腹满微喘，发热恶寒，脉浮而紧，若下之，则腹满小便难也。（189）

本条论述阳明中风的症状。口苦咽干，都是内热。阳明内热，腹满，可以理解为胃家实导致腹满，但是本条为阳明中风，说明这种腹满有虚弱的一面，不是实满。如果是实满，那么用下法之后，就不会出现腹满小便难。接下来说发热恶寒，脉浮而紧，这是阳明中风的外部证候，也就是说，阳明中风兼有表邪。对于这种兼表邪还有内虚的证候，如果用攻下的治疗方法，会引发表邪内陷和里虚更伤。表邪内陷可以引发腹满，里虚更伤也可以引发腹满，用下法会丢失津液，同时津液还要去跟邪气抗争，使津液更加缺少，所以小便难。

阳明病，若能食，名中风；不能食，名中寒。（190）

　　阳明病的中风和中寒，区别在于能食还是不能食。阳明病，如果中风，但胃阳没有受伤，就能食；如果中寒，伤了胃阳，就不能食。

　　本条意思是告诉读者阳明病分寒热。关于阳明中风和阳明中寒的论述，后文未再提及。所以区分中风、中寒的要点就是区分阳明病是实热还是虚寒。

> 阳明病，若中寒者，不能食，小便不利，手足濈然汗出，此欲作固瘕，必大便初鞕后溏。所以然者，以胃中冷，水谷不别故也。（191）

仲景在本条最后说阳明中寒的病机就是胃中冷，水谷不别。再返回去看，不能食就是胃中阳虚，受纳食物功能差。小便不利，为阳虚气不化水。阳虚本应无汗，但是如果手足不断出汗，这种防御反射反应不断出现，想必是内有实邪结聚，仲景告诉我们，此欲作固瘕。胃阳虚为本，固瘕结聚为标，所以大便初硬后溏。大便初硬是标实，后溏是本虚。本质是胃阳虚，所以水谷运行不利，就会有结聚现象。胃阳虚以后，血脉运行无力，就容易形成固瘕结集。

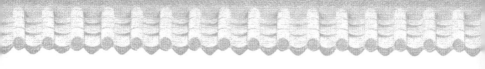

> 阳明病，初欲食，小便反不利，大便自调，其人骨节疼，翕翕如有热状，奄然发狂，濈然汗出而解者，此水不胜谷气，与汗共并，脉紧则愈。（192）

　　阳明病初期仍有食欲，说明胃气尚未受损，也说明病邪暂时没有引起过多物质基础聚集，所以胃的物质基础尚好。之后出现小便不利，大便无异常，说明体内有水湿聚集，所以后文说水不胜谷气，与汗共并，意思是人体摄入的水谷精气滋养了正气，将水湿通过发汗排出了。但病人目前体内有了水湿聚集，影响了津液滋润濡养骨关节处，所以骨节疼。翕翕如有热状，是全身症状，也是机体防御反射中的一种。身体发热，就是机体动员心肾动力鼓动血脉排出水湿邪气的表现。后面还有一个症状叫作奄然发狂，就是水湿聚集后，影响了心主神明的功能，所谓诸般怪病皆属于痰。痰湿存在于经络，会引发诸多症状，包括精神症状。

　　最后通过出畅汗而病愈，仲景说，水不胜谷气，病人机体自身的正气通过发汗将水湿驱逐出体外。脉紧则愈，就是机体谷气充实，血脉充足的表现。

　　我多次说过，几乎一切疾病都是因为物质基础不足与机体功能需要之间产生了矛盾，所以才会出现各种各样的症状，症状是人体为了适应矛盾，保证机体继续生存的表现。而一旦物质基础充足，症状就没必要出现了，症状没了，病就好了。所以本条文中，初欲食说明胃气尚在，大便自调说明正气尚充足。唯一症状就是小便不利，仲景说，这是水湿邪气聚集所引发的。正是因为物质基础充足，所以仲景说，水不胜谷气。初欲食，说明想要进食水谷，又因为大便自调，说明饮食水谷在胃肠中消化正常，能变成水谷精微和大便糟粕。所谓水不胜谷气，表明人体正气充足，足以祛除邪气。话说回来，只要人体正气充足，祛除邪气只需要出口就行，就像《黄帝内经》中提到的"正气存内，邪不可干"，只要正气充足，排邪就不是问题。

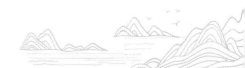

阳明病，欲解时，从申至戌上。
（193）

阳明病欲解时，在申、酉、戌三个时辰，从下午三点到晚上九点。下午三点到晚上九点是阳气渐衰之时，对应阳明胃家实的热证，可知欲解。

> 阳明病，不能食，攻其热必哕，所以然者，胃中虚冷故也。以其人本虚，攻其热必哕。（194）

阳明病，也有寒证。不能食，就是胃中虚寒，胃的受纳功能弱。这个时候有一些虚性亢奋状态表现出来，表现出的症状像是体内有热。仲景说，在这种虚性亢奋状态下攻其热，必然会导致身体更加虚弱，出现呕吐。

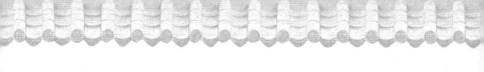

> 阳明病，脉迟，食难用饱，饱则微烦头眩，必小便难，此欲作谷瘅。虽下之，腹满如故，所以然者，脉迟故也。（195）

272

　　此条说了阳明病，脉迟，但一般胃家实，脉不会有虚象。食难用饱，饱则微烦头眩，这些症状都是脾虚造成的。脾胃虚弱，胃肠道消化功能弱，所以多吃一些就会出现微烦和头眩，这是脾胃不堪重负的表现。脾虚黄疸就是谷疸。凡发黄疸，都会小便少或者无，如果小便通利，那么黄疸就会消退。

　　仲景在后一句说，脉迟故也，因为此时的腹满是脾虚造成的，而医生以为是胃家实大便积存，用攻下之法，但这只会加重脾虚，于是便有虽下之，腹满如故。虚性腹满与实性腹满不同，实性腹满是胃肠内积存了实邪，用攻下后必然腹满减轻。

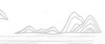

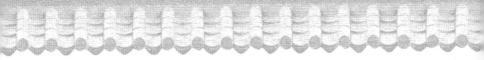

> 阳明病，法多汗，反无汗，其身如虫行皮中状者，此以久虚故也。（196）

　　阳明病，本应出现多汗，前文讲过，不断地微微汗出就是胃家实的症状，但反而无汗，其身如虫行皮中状，也就是皮肤瘙痒严重，这是为什么？仲景解释，久虚故也。所谓久虚，就是物质基础长期不足，造成血容量不足，即便心脏鼓动加强，也不能成功发汗。所谓皮肤瘙痒，就是皮肤所产生的防御反射表现。皮肤是人体最大的器官，而且皮肤没有重要脏器，又居于体表，所以会被机体当作"挡箭牌"。也就是说，当病邪侵袭内脏等重要脏器的时候，机体很有可能把病邪向皮肤体表推，让皮肤代为受邪，从而保全内脏等重要脏器。这就是福柯说的机体防御反射中的转移投射。

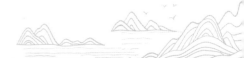

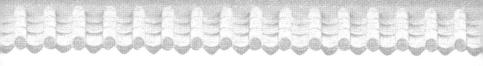

阳明病，反无汗，而小便利，二三日呕而咳，手足厥者，必苦头痛。若不咳不呕，手足不厥者，头不痛。（197）

　　阳明病，反无汗，而小便利，说明无汗时，水液自然会从小便下行。比如冬天人们不出汗，所以尿会偏多。到了阳明病二三日，有呕而咳，说明身体气机向上走，此时阳浮而阴弱，接下来的手足厥，表四肢厥冷，为下焦虚寒的表现。下焦虚寒，为什么必苦头痛呢？阳浮，气机上冲，可以出现头痛；阴弱，下焦虚寒，机体物质基础不足，不能抵抗重力向上运送物质气血到高位，也会出现头痛。阳浮而阴弱几乎是一切病的机理，所以，最后一句说，若不咳不呕，手足不厥者，头不痛。

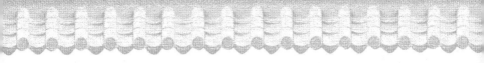

> 阳明病，但头眩不恶寒，故能食而咳，其人咽必痛。若不咳者，咽不痛。（198）

　　阳明病，热气上冲，所以头眩。大家记住，地球上的人都是直立行走的，都要遵守热气向上，寒气向下的规律，不可抵抗。所以仲景提出的阳浮而阴弱，就是疾病铁律。

　　阳明病，当然不恶寒。有胃火，所以能食，热气上冲，所以咳嗽。咳嗽代表肺胃热盛，所以咽痛。如果有内热，没出现咳嗽，代表肺热还未上冲，咽就不痛。

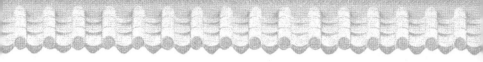

阳明病，无汗，小便不利，心中懊憹者，身必发黄。（199）

大家记住，凡无汗加小便不利的人，都有水湿内停的病机，因为水湿没有出路。心中懊憹，属于有热，可造成烦躁。湿热搏结，身必发黄。

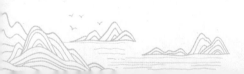

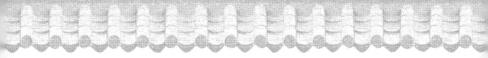

　　阳明病，被火，额上微汗出，而
小便不利者，必发黄。（200）

　　阳明病，应该是胃家实。如果用火疗，那么以热济热，必然消耗大量津液。额上微汗出，就是内热盛而蒸腾津液，同时津液不足不能全身出汗的表现。小便不利，说明夹有脾湿，湿热搏结，身必发黄。

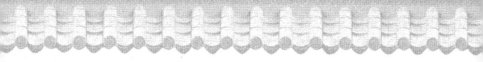

阳明病，脉浮而紧者，必潮热发作有时，但浮者，必盗汗出。（201）

　　阳明病，胃家实。脉紧，说明脉搏有力，是胃家实的表现。紧兼有浮，还是阳浮而阴弱的病机，说明胃中实邪盛蒸腾津液外出，故见脉有浮相。胃中有有形燥屎堵塞，所以潮热发作有时。

　　如果脉只有浮象，没有紧实有力，说明脉重按下去稍显无力。这个时候，阴弱就体现出来了，自然就会出现盗汗。里有内热，能量还都趋向体表，气不摄津，必然出汗。

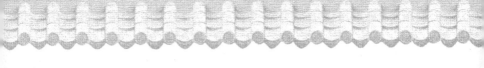

> 阳明病，口燥但欲漱水，不欲咽者，此必衄。（202）

阳明病也会有血证。阳明病是胃家实热证，所以口燥。但如果饮水并不欲咽下，一般认为是热入血中，所以口渴，实际是内热蒸腾血液，所以口渴却不欲喝水。人体防御反射到了动用血液物质基础进行驱邪的时候，往往表示病邪比较深重了。如果人体物质基础还比较强的话，一般可以利用防御反射中的投射反射将病邪推到体表皮肤等外层器官去，以获得挡箭牌，从而保护内脏安全。但是现在动用了血液这种精华物质基础，说明正气不足了。衄血也属于排泄的防御反射。人体想通过排出、排泄的防御反射反应将病邪排出体外。

阳明病，本自汗出，医更重发汗，病已差，尚微烦不了了者，此必大便鞕故也。以亡津液，胃中干燥，故令大便鞕。当问其小便日几行，若本小便日三四行，今日再行，故知大便不久出。今为小便数少，以津液当还入胃中，故知不久必大便也。（203）

阳明病，本就多汗，医生再次令病人发汗，这就加重了津液丢失。疾病大体好转，但尚存在微烦不了了的症状，仲景说，是大便干硬没有排出的缘故。已知人体肠道内菌群越往肠道下段分布越多，也就是说越往肠道下段菌群发酵越严重，所以，人体必须每1~2天就排出一次大便，以便把过度发酵的菌群排出体外。大便通畅，过度发酵的菌群排出体外，人就神清气爽，增强了机体有序性。一个系统，一个人，有序性越高，身体越健康，无序性越高，病越重。无序性为百分之百，有序性为零时，人体死亡。

最后，仲景解释，过度发汗，胃中丢失津液，所以大便硬。

问病人小便次数，如果病人小便次数比以前少，在病愈的情况下，水分入肠道，就可以推知病人不久必大便。

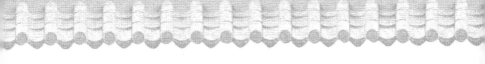

> 伤寒呕多，虽有阳明证，不可攻之。（204）

如果疾病引起频繁呕吐，说明人体病机趋势为向上向外，此时不可逆病机趋势用攻下法。之所以呕吐严重，是因为触发了机体的防御反射，目的是排出邪气。如果逆着防御反射攻下，将造成对人体自身防御反射功能的打压，身体正气被伤，疾病就深重了。有的人，放疗、化疗后，癌症好了，我告诉你，这种人，禁得住放疗、化疗杀伤，本来就不虚。一百个正常人，你给他放疗、化疗，不一定都能活下来。所以，我认为，万病的产生都是人体物质基础不足与功能需要之间出现了矛盾。所以补足物质基础，才是治病求本。再比如阿尔茨海默病（老年痴呆），为什么人的大脑细胞会死亡？我认为是机体物质基础不足，虚了，人体为了生存，只好启动防御反射机制，将能耗量最大的脑组织的一部分细胞杀死，关闭大脑一部分功能，以保证人体生存所需的物质基础和能量。所以，西医治疗阿尔茨海默病，一般都是与人体防御反射机制对抗，最后都会失败。人体防御反射机制是生物亿万年进化过程中刻入基因的东西，怎么对抗得了呢？

> 阳明病，心下鞭满者，不可攻之。
> 攻之利遂不止者死，利止者愈。（205）

阳明病，虽然以胃家实为提纲，但是也可出现虚寒证，也就是虚性亢奋状态。所以心下虽然表现硬满，但其实是虚寒。福柯说，高级的、协调的、随意的、不稳定的功能丧失后，低一层次的、不协调的、不随意的、稳定的功能就会加强。本条中的心下硬满，就是在阳明胃经阳气虚弱以后，出现的低级功能加强。

对于虚寒，不可攻下，如果用攻下法，就会使虚寒加重，如果肠胃虚寒严重，下利不止，肠道内津液物质基础丧失殆尽，就会导致死亡。如果这个时候，机体物质基础尚充足，或者通过摄入饮食营养泻利能止的，疾病就会痊愈。

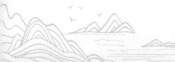

> 阳明病，面合色赤，不可攻之，必发热。色黄者，小便不利也。（206）

阳明病，胃家实为提纲。目前病人满面通红，确是热象，但是为什么不可攻下？因为单纯内热，没有实邪结聚，用攻下通腑的方法，反而会丢失津液，使内热更盛，所以叫必发热。如果阳明病内热加色黄，那就是湿热搏结，必然小便不利。

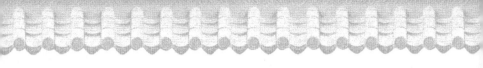

阳明病，不吐不下，心烦者，可与调胃承气汤。（207）

调胃承气汤方

甘草二两 _(炙)，芒硝半升，大黄四两 _(清酒洗)。

上三味，切，以水三升，煮二物至一升，去滓，内芒硝，更上微火一二沸，温顿服之，以调胃气。

阳明病，胃家实。如今不吐不下，说明阳明内实没有严重到启动呕吐和下利防御反射机制的程度。只有些许内热引发的心烦而已，用调胃承气汤治疗。

调胃承气汤用大黄、芒硝加炙甘草。炙甘草调和中焦、调和阴阳。大黄、芒硝泻热通便，可治疗内热引发的心烦，大便通畅，肠道内过度发酵的菌群被排出，内热即被排出。排泄就是人体防御反射机制中的一种。我曾经治疗过一名不明原因血小板减少的患儿，用的也是调和脾胃的方子。患儿机体为什么

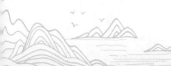

要杀死过多的血小板，可能因为机体虚弱，生成血小板的原料不够，导致机体粗制滥造些血小板来凑数。而防御反射机制启动，让这些有潜在癌变可能的、粗制滥造的血小板凋零了，致使血小板减少。所以，治疗这种血小板减少的患儿，我没有直接补血，而是调和脾胃，让机体物质基础来源充足。机体是非常聪明的，从来不会做出任何没有意义的防御反射。所以，患儿被治好了。

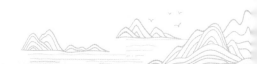

阳明病，脉迟，虽汗出不恶寒者，其身必重，短气腹满而喘，有潮热者，此外欲解，可攻里也。手足濈然汗出者，此大便已鞕也，大承气汤主之；若汗多，微发热恶寒者，外未解也，其热不潮，未可与承气汤；若腹大满不通者，可与小承气汤，微和胃气，勿令至大泄下。（208）

　　大承气汤方

　　大黄四两 (酒洗)，厚朴半斤 (炙，去皮)，枳实五枚 (炙)，芒硝三合。

　　上四味，以水一斗，先煮二物，取五升，去滓，内大黄，更煮取二升，去滓，内芒硝，更上微火一两沸，分温再服，得下余勿服。

　　小承气汤方

　　大黄四两，厚朴二两 (炙，去皮)，枳实三枚 (大者，炙)。

　　上三味，以水四升，煮取一升二合，去滓，分温二服。初服汤当更衣，不尔者尽饮之，若更衣者，勿服之。

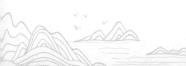

阳明病，叙述症状后说可攻里也，可知这些症状表示有内热邪实。因此脉迟，必迟而有力。汗出不恶寒，是里热实邪蒸腾津液外出。综合上述症状，脉迟有力，汗出不恶寒，短气腹满而喘，是机体防御反射使心肾动力增强，鼓动体内津液物质基础活动排出体内结聚的实邪。人体在加大运动量的时候，是不是会呼吸加快？这不就是短气而喘吗？手足濈然汗出，就是大肠内津液丢失的表现，大便必硬。此时应该运用大承气汤，将干硬大便排出，帮助机体排除病邪，从而使疾病痊愈。

如果有汗，微发热恶寒，说明仍然有些许表证，这种表证发热不是阳明潮热，所以不可给大承气汤。这个时候，如果腹大满不通，症状比较重，可以用小承气汤治疗。因为肠道内大便还未干硬，所以勿令致大泻下，以防丢失津液物质基础，导致阳明内虚，发生变证。

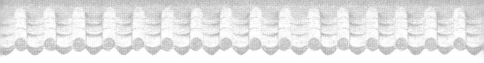

阳明病，潮热，大便微鞭者，可与大承气汤；不鞭者不可与之。若不大便六七日，恐有燥屎，欲知之法，少与小承气汤，汤入腹中，转矢气者，此有燥屎也，乃可攻之。若不转矢气者，此但初头鞭，后必溏，不可攻之，攻之必胀满不能食也。欲饮水者，与水则哕。其后发热者，必大便复鞭而少也，以小承气汤和之。不转矢气者，慎不可攻也。（209）

阳明病，潮热，大便微硬，是阳明内实的表现，可用大承气汤；大便不硬，不可攻下。

如果六七天没有大便，但是照常吃饭，都会以为肠道内积存了硬便，所以叫恐有燥屎。可以试探着用攻下力量小一些的小承气汤。如果服用了小承气汤，频频矢气，说明大便已经干硬，如果不矢气，说明大便没有完全变硬，而是前面硬后面溏稀。这种前干后稀的大便就是临床常见的胃热脾寒症状，也就是仲景说的阳浮而阴弱，如果用攻下法，则脾阳更虚，会出现腹满不能食。如果欲饮水，则是胃热导致，但是脾寒太重，与水则哕。其后发热者，就会大便复硬，但是因为前面已经攻下，所以大便硬而量少。

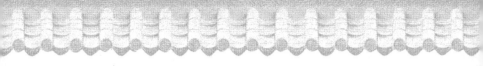

> 夫实则谵语，虚则郑声。郑声者，重语也。直视谵语，喘满者死，下利者亦死。（210）

实则谵语，谵语指说胡话，声高有力。虚则郑声，郑声指语声低微，言语重复。

谵语加双目直视，说明病邪已经入脑。为什么叫喘满？因为喘息属呼气性呼吸困难，也就是说气多了呼不出去。那么正气多吗？一定不多，是低层次的气加强了，高级功能丧失了。也就是精气、元气虚了，人体防御反射加强了低层次的气，也就是说需要呼出的废气因为呼不出去而变多了，所以说喘满者死。同理，下利也是人体防御反射机制启动了排泄的反应，想重新分布菌群，但反而成了丢失津液物质基础的途径，所以说下利者亦死。我们要注意，人体的防御反射机制利用好了，就有好效果，利用不好，反而会因防御反应过度而死。

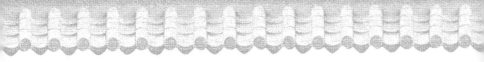

> 发汗多，若重发汗者，亡其阳，谵
> 语，脉短者死，脉自和者不死。（211）

　　本条第一句提发汗多，又加一句，重发汗，说明发汗过度，津液丢失过多，就会转为衰竭，导致人体功能下降，进而亡阳。亡阳后，中枢神经系统受到影响。人体一旦虚弱，就会出现虚性亢奋，以便于从自然界获取资源自救。所以出现谵语说胡话，这就是亡阳后的虚性亢奋表现。我一般治疗癫痫也是这个思路，调和脾胃，使患儿不虚，则大脑过度放电的亢奋状态就会消失。

　　脉短者死，是说脉比较短小，说明血容量不足，仍然是因为过度发汗。心脏衰竭，血液又少，必死。脉自和者，则不死。说明此时的脉象不能够迅速达到强壮有力，只能够表现为自和。也就是浮、中、沉三部脉象比较和谐，比如虽脉浮取、中取、沉取皆无力，但浮、中、沉排列比较和谐均匀，这就属脉自和；或者脉浮取、中取无力，沉取有一定力度，这在卦象里面是震卦，主吉，表明心脏发力有后劲，这种也叫脉自和。

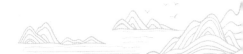

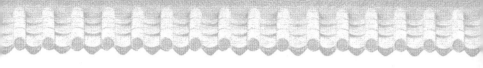

> 伤寒若吐若下后不解，不大便五六日，上至十余日，日晡所发潮热，不恶寒，独语如见鬼状。若剧者，发则不识人，循衣摸床，惕而不安，微喘直视，脉弦者生，涩者死。微者，但发热谵语者，大承气汤主之。若一服利，则止后服。（212）

伤寒，若吐若下后不解，不大便五六日，上至十余日，这是一个误治的经过。吐下后，病没有痊愈，说明是误治。日晡时潮热，可与发热恶寒的表证发热相鉴别，紧接着提出不恶寒，潮热不恶寒与发热恶寒就鉴别清楚了。独语如见鬼状，这是病人肠道内积存大便过多所致。一般从两个方面进行解释：其一，人体的大便可以吸附体内毒素，使毒素停留。所以大便积存时间长了，毒素变多。其二，人体肠道内菌群越靠肠道下段分布越多，随着食物在肠道内停留时间的延长，菌群会逐渐发酵生长。大便积存时间长了，菌群过度发酵，大便中的毒素就会变多。所以一个人十余日不大便，毒素积存多日，一定会影响神经系统。人体神经系统被毒素扰动，则出现独语如见鬼状。若剧者，发则不识人，循衣摸床，惕而不安，说明神志症状严重。后提出伴有微喘直视，这里的微喘，是因人体高级功能严重受损，喘息这种低层次的呼吸功能就加强了。直视也是一样，都是人体防御反射表现。脉弦者生，脉弦，说明脉搏紧绷有力，机体心肾动力还算强，所以还有排除邪气的机会，故说脉弦者生。脉涩者死呢？脉涩，说明脉管中血液流动涩滞不顺畅。如果脉涩有力，说明毒素盛；脉涩无力，说明热毒消耗津液，血容量不足，属死症。如果脉微，只有发热谵语，说明心脏动力没有完全被调动起来，因为心脏动力仍有备用力量，症状只有发热谵语，没有重症表现，说明还有生机，用大承气汤峻下大便，毒素尽皆排出，则有生机。若服后大便通畅，就不用继续服用了。

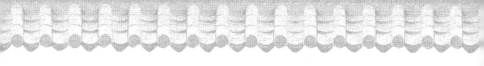

阳明病，其人多汗，以津液外出，胃中燥，大便必鞕，鞕则谵语，小承气汤主之；若一服谵语止者，更莫复服。（213）

这一条比较容易理解。阳明病，法应多汗，所以其人多汗，津液外泄也是自然的事。胃中燥，指大肠干燥，前文已详细论述过胃可以指大肠。大肠干燥，大便必硬，难以排出，大便积存时间长，则肠道内热毒炽盛，扰动神经系统，所以会有谵语。本条阳明病比较单纯，不复杂，所以，用小承气汤即可。服用一次后，谵语缓解，必定是大便通畅了，就不用再服用小承气汤了。

阳明病，谵语发潮热，脉滑而疾者，小承气汤主之。因与承气汤一升，腹中转气者，更服一升，若不转气者，勿更与之。明日又不大便，脉反微涩者，里虚也，为难治，不可更与承气汤也。（214）

阳明病，本来就是胃家实，谵语发潮热，都是会出现的症状。但是如果脉滑而疾，说明心跳比较快，脉滑可以断定确实有内热，但是脉搏速率快，这种心脏发力方式，就提示了病人可能有虚的一面。如果是邪盛正气不虚，心脏不需要快速发力，则应表现为脉迟有力。所以这一条的关键是脉搏速率太快，这一关键决定了后面的治疗只能用攻下力量不大的小承气汤。

给予小承气汤一升后，如果腹中转矢气，说明大便硬，可以继续攻下，如果没有转矢气，说明大便必前硬后溏，不可继续服用。

这样治疗后第二天，又不大便，脉反微涩，因为里虚。这

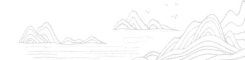

里我要强调的是，相对于大便的硬或稀，大便的量更加重要。比如，腹泻病人，无论泻多少次，只要大便粪质比较多，也就是大便量不少，不是下利水液这种稀便，不能算作真正的腹泻。再比如，大便干硬成球，如果量多，说明胃肠功能较好，但如果量很少，我们就有足够理由怀疑病人有脾虚。所以说，不大便，未必全都代表大便干燥，也有可能是里虚。

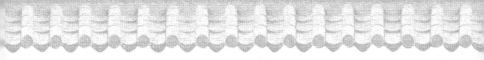

阳明病，谵语有潮热，反不能食者，胃中必有燥屎五六枚也；若能食者，但鞭耳，宜大承气汤下之。（215）

阳明病，谵语有潮热，内热者一般能吃饭有食欲。现在反不能食，说明人体防御反射机制出现了反转，胃肠道功能不佳，食物不能下行，所以不能食。肠道不能下行，兼有潮热谵语，可推知肠道内有大便硬块积聚。条文中的胃中有燥屎，应该是指大肠内有燥屎。因为大便前干后稀，被认为是胃强脾弱，胃热脾寒，所以，大肠内热就是胃热。大便硬块堵塞严重，所以刺激肠道，引起不能食的反应。有点类似肠梗阻。此外，如果没有影响病人食欲，说明只有大便硬结。可以用大承气汤攻下。

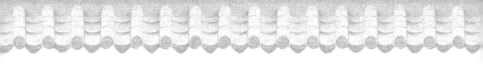

> 阳明病，下血谵语者，此为热入血室，但头汗出者，刺期门，随其实而泻之，濈然汗出则愈。（216）

阳明病，有下血还有谵语，说明热未随血泻，这是热入血室。但头汗出，说明内有湿，湿为阴邪，汗出则湿去，所以全身无汗，头部仅有阳经没有阴经，故仅头部出汗，说明有热，综合起来是内有湿热。身体无汗，说明阴阳不和。阴阳不和我们就要调其中点。期门穴是人体十二经脉经气循行一周的最后一个穴位，属于十二经脉经气循行一周与下一周的交界处，可以视为中点。所以针刺期门穴可以调和阴阳，人体功能恢复正常，就会濈然汗出而解。

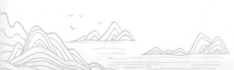

汗出谵语者，以有燥屎在胃中，此为风也。须下者，过经乃可下之。下之若早，语言必乱，以表虚里实故也。下之愈，宜大承气汤。（217）

　　汗出谵语，是内热炽盛，仲景认为，这是因为肠道内有燥屎。此为风也，意思是有表邪，不能轻易攻下，防止表邪内陷。表里不解应先解表。所以过经乃可下之的意思就是等表邪解后，再攻下。下之若早，会导致表邪内陷，出现说胡话等症状，原因就是表虚里实，也就是邪气陷于里。对于这种燥屎在肠中，要用大承气汤治疗。

> 伤寒四五日，脉沉而喘满，沉为在里，而反发其汗，津液越出，大便为难，表虚里实，久则谵语。（218）

伤寒四五天了，即将到达病情发生变化的十字路口，要么痊愈，要么疾病继续发展。这个关口，出现脉沉而喘满，仲景认为是因为沉为在里，说明表证经过四五天，已经传变入里。出现喘满，也是因为邪气在里，机体防御反射加快，欲将在里之邪排出体外，所以呼吸就变急促了，成了喘满。这个时候，理应攻下，但是反用发汗之法，造成津液无故外越丢失，所以出现肠中干燥，大便难。这个时候，大便硬为在里，发汗后表已虚，所以叫表虚里实。时间久了，内热炽盛，就会出现谵语说胡话。

> 三阳合病，腹满身重，难以转侧，口不仁面垢，谵语遗尿。发汗则谵语，下之则额上生汗，手足逆冷。若自汗出者，白虎汤主之。（219）

　　三阳合病，就是太阳、少阳和阳明一起受病。腹满为阳明，身重难以转侧见于太阳表证。口不仁，阳明可见口臭，少阳见口苦。面垢为阳明热盛所致，谵语也是阳明热盛所致。遗尿可因阳经病重，导致下焦血液被抢。阳浮而阴弱，三阳合病，势必阳部充血，下焦阴经血液必然被抢，导致下焦虚寒，出现遗尿。

　　三阳合病，为什么说发汗则谵语？为什么下之后也不好？为什么要用白虎汤治疗三阳合病？我认为是因为太阳寒水，少阳相火，水火如何能既济？靠阳明土，万物所归，土居中，所以有调和阴阳水火的作用。凡居中的穴位和脏器，都有调节阴阳的作用。所以三阳合病，不能用发汗治疗太阳，也不能攻下，因为没有内实。偏执于治疗太阳寒水或者少阳相火都不

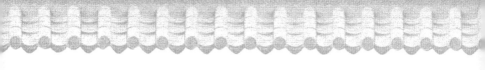

行。而是用白虎汤，从阳明治疗。所以发汗，则丢失津液导致内热，出现谵语；攻下则因为没有内实，导致津液物质基础丢失，脾寒亡阳，使手足逆冷和额上冷汗。我们说三阳合病，应该是没有内实大便硬的，因为兼有太阳和少阳受病，所以，疾病没有完全入里，未出现大便硬，而且少阳病本质有虚证，这也导致大便不能硬，故不适合用下法。

> 二阳并病，太阳证罢，但发潮热，手足漐漐汗出，大便难而谵语者，下之则愈，宜大承气汤。（220）

二阳并病，太阳表证已解，出现潮热，手足漐漐汗出跟手足濈然汗出是一个意思。大便难而谵语，都是阳明胃家实的典型症状。用大承气汤下之则愈。

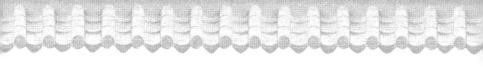

阳明病，脉浮而紧，咽燥口苦，腹满而喘，发热汗出，不恶寒反恶热，身重。若发汗则躁，心愦愦反谵语。若加温针，必怵惕烦躁不得眠。若下之，则胃中空虚，客气动隔（膈），心中懊憹，舌上胎者，栀子豉汤主之。（221）

　　阳明病，脉浮而紧。脉浮也可以理解为脉搏跳动有力，显现于外，脉紧，可以理解为脉搏紧实有力，那么就可以理解为胃家实。脉浮紧其实也可以理解为仍然有一定的表证，所以病人有表邪内陷虚热扰膈的症状。里热蒸腾，所以咽燥口苦，发热汗出，不恶寒反恶热。胃家实，所以腹满而喘，身重。为什么喘而身重？前文说过机体面对阳明胃家实的邪气，要鼓动心肾阳气增强代谢，排邪气于体外，这种机制跟机体负重进行锻炼是一样的。

　　阳明胃家实应该攻下实邪，如果反而发汗，则会丢失津液，内热更盛，就会出现躁动、心中悸动不安、谵语，这是内

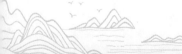

热蒸腾扰心的结果。

如果加用温针，则会加重经脉热象，以热济热，出现怵惕烦躁不得安的症状，这属于神经精神症状了。说明机体的神经系统被内热扰动，出现了功能上的病理性亢奋。本来初始治疗就该攻下，结果误治后才攻下，只能造成津液丢失，里虚。同时实邪被攻下排出后，虚热不除，使胃中空虚。虚热趁着攻下的趋势，内陷扰膈，使病人出现心中懊恼，舌上有腻苔。

栀子豉汤前面讲解过了，栀子向下清热，淡豆豉向上发散。不加调和阴阳的药，是故意利用一上一下的药不能调和，产生呕吐，借副作用为正作用，使膈中虚热通过呕吐排出。仲景组方精妙至此，既减少用药，还能把副作用转化利用，堪称医学楷模。

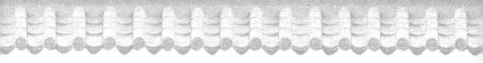

> 若渴欲饮水，口干舌燥者，白虎
> 加人参汤主之。（222）

本条补充了白虎汤证的主要症状之一，就是大渴到了口干舌燥的地步。加人参补气、补阴液。人参虽然有补气作用，但是与石膏、知母配合一起，就成了滋阴润燥的好药。本方又是寒药、热药阴阳相配。

若脉浮发热，渴欲饮水，小便不利者，猪苓汤主之。(223)

　　猪苓汤方

　　猪苓(去皮)、茯苓、泽泻、阿胶、滑石(碎)各一两。

　　上五味，以水四升，先煮四味，取二升，去滓，内阿胶烊消，温服七合，日三服。

　　本条是猪苓汤证，阴虚加水湿不化。按理说小便不利是水湿聚集，不应该渴欲饮水。但其实病人兼有阴虚，所以口渴。脉浮，是由水湿不化，也就是脾虚水停，造成阴弱，导致阳浮，所以脉浮。病人没有太阳表证，但有发热症状，应该是水气发热，就是机体对体内不能被利用的水湿，启动防御反射，加强代谢，所以体温有所升高，这也是脾虚阴弱导致阳浮的表现。

　　我们再看看猪苓汤的方药组成。猪苓、泽泻、滑石，都是

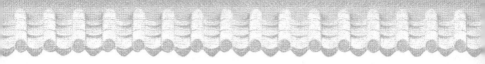

向下利小便的入下焦药；茯苓可健脾利小便；阿胶滋阴。本方的主要思路是把停聚不化的水湿从小便排出，脉浮发热可以自然退去。可以认为，猪苓汤适用于体内已经有停聚不化的水湿，因此需要用很多利小便的药，把有形的水湿从小便排出，则病可愈。

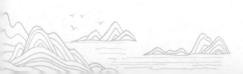

> 阳明病，汗出多而渴者，不可与猪苓汤，以汗多胃中燥，猪苓汤复利其小便故也。（224）

这一条很好理解。汗出多，说明水液丢失多，而且人体气血趋势是向上向外的，当然不能用猪苓汤向下利小便，否则就与人体气血趋势逆反了。本来汗出多，肠胃水液就亏，如果再利小便，会加剧胃中干燥，使病情加重。

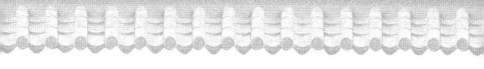

> 脉浮而迟，表热里寒，下利清谷者，四逆汤主之。（225）

脉浮而迟，浮脉重按无根，一般阳浮者，必定阴弱。所以与浮脉一起见到迟脉，必定是迟而无力，属于阳虚。既然阳虚，机体对应的解决办法就是降低心跳频率，少消耗一些能量。表热里寒，表热所以脉浮，里寒所以脉迟，表热是阳浮，里寒是阴弱。再看下利清谷。我认为，高级的功能，随意的功能，都是可以造假的。比如人体消化道开口在嘴和肛门。嘴有语言功能就属高级功能，但是话语从嘴里说出来真假难辨。肛门属于低级的、不随意功能，所以从病人的大便判断病机，不会有假。下利清谷是病人假装不出来的，说明有脾寒。这种表里皆病，里证为急，当先治里，不然腹泻不止，人体消化液精华不断丢失，会致人死亡。用四逆汤治疗比较合适。

> 若胃中虚冷，不能食者，饮水
> 则哕。（226）

这一条意思很明确，胃中虚寒，导致胃肠的下行机制发生了反转，出现不能食，甚至呕吐。饮水则哕，说的是饮水后，水寒之气加重了胃中虚冷，导致呕吐。

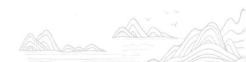

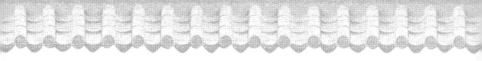

　　脉浮发热，口干鼻燥，能食者则衄。（227）

312

　　脉浮发热，说明有表证，口干鼻燥，就是肺热，如果能食，说明还有胃火。火热炽盛，津液消灼，口干鼻燥，有可能出现络破血溢。这一条没有提及阴弱，只说了阳浮，也就是常说的肺胃热盛。

阳明病，下之，其外有热，手足温，不结胸，心中懊恼，饥不能食，但头汗出者，栀子豉汤主之。（228）

本条说的仍然是栀子豉汤证。阳明病，本当下之，但是后文说，其外有热，那么下之过早则表邪内陷，出现变证。手足温，说明脾寒不重。不结胸，排除了水热互结胸中。心中懊恼，饥不能食，是表邪内陷，膈中虚热，因热在膈不在胃，所以知饥，热邪扰膈阻碍气机下行，所以不能食。但头汗出，还是虚热上扰。我们说横膈在肺底和脾脏、胰腺、肝脏的上面。横膈如果弹性好拉力强，人的爆发力和耐力就强。此时虚热扰膈，所以用栀子豉汤，涌吐除上热。

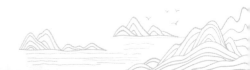

> 阳明病，发潮热，大便溏，小便
> 自可，胸胁满不去者，与小柴胡汤。
> （229）

　　阳明病，发潮热，这是阳明病常见症状，但是大便溏就有点不对了，说明胃家实的程度还不够，还没使大便坚硬。小便尚通利，说明病邪入里后还没有传变到很深层次，此时兼有胸胁满不去的少阳症状，正好用小柴胡汤治疗。小柴胡汤证的少阳症状，病机有一部分为外邪，有一部分为本身虚弱，正好对应本条阳明病潮热的邪实，和本身虚弱的大便溏，所以本条用小柴胡汤非常合适。

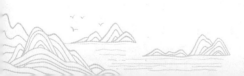

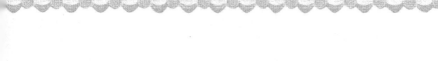

> 阳明病，胁下鞕满，不大便而呕，舌上白胎者，可与小柴胡汤，上焦得通，津液得下，胃气因和，身濈然汗出而解。（230）

阳明病，胁下硬满，说明兼有少阳症状。不大便而呕，说明胃肠下行功能受阻，逆而向上。舌上白胎者，说明脾虚有湿。这个时候用调和枢机的小柴胡汤比较合适，用了之后，上焦得通，就是体表之邪已解，人体本来调动体内津液物质基础去体表抗邪，目前这些津液物质基础可以返回体内养人，那么胃气得养，因而胃和，机体正气充盛。身濈然汗出而解，解的是什么，解的是不大便而呕，这是阴阳和、身体机能平衡的表现。

阳明中风，脉弦浮大，而短气，腹都满，胁下及心痛，久按之气不通，鼻干不得汗，嗜卧，一身及目悉黄，小便难，有潮热，时时哕，耳前后肿，刺之小差，外不解，病过十日，脉续浮者，与小柴胡汤。（231）

本条提出一组症状。脉弦为少阳病，脉浮大，浮是阳明中风兼有些许表证，大为阳明本证。短气，嗜卧，提示有一部分气血虚弱的病机，这就给后文应用小柴胡汤埋下了伏笔。腹都满，胁下及心痛，久按之气不通，说明阳明本病胃家实。鼻干不得汗，也是阳明中风兼有表证。一身及目悉黄，小便难，是湿加内热。有潮热，时时哕，是胃家实的症状。耳前后肿，是少阳症状。虽然本条第一句提阳明中风，但其实三阳都有病。用针刺，疏通经脉，仅能稍微得到缓解。后文说，表证不解，病程十天后，脉仍浮者，说明三阳病仍未解，而且病程已经十天，表证没好，也说明有里虚的一面，用小柴胡汤治疗。

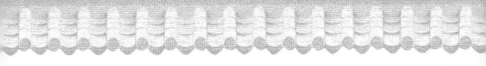

> 　　脉但浮，无余证者，与麻黄汤。
> 若不尿，腹满加哕者，不治。（232）

　　本条提到的脉但浮，无余证，意思是没有除麻黄汤证以外的证候，所以，就应该用麻黄汤。

　　不尿，腹满加哕，不尿是阴液竭，腹满加哕，是阳虚极。阴阳俱虚竭，故为不治。

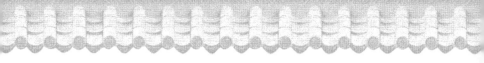

阳明病，自汗出，若发汗，小便自利者，此为津液内竭，虽鞭不可攻下之，当须自欲大便，宜蜜煎导而通之。若土瓜根及大猪胆汁，皆可为导。（233）

蜜煎方

食蜜七合。

上一味，于铜器内，微火煎，当须凝如饴状，搅之勿令焦著，欲可丸，并手捻作挺，令头锐，大如指，长二寸许。当热时急作，冷则硬。以内谷道中，以手急抱，欲大便时乃去之。疑非仲景意，已试甚良。

又大猪胆一枚，泻汁，和少许法醋，以灌谷道内，如一食顷，当大便出宿食恶物，甚效。

阳明病，自汗出，此时再发汗，则从体表丢失津液，如果小便不少，说明丢失津液途径多，所以叫此为津液内竭。虽然大便坚硬难出，但也不能攻下，因为这时的大便难出是因为津液少，而不是内热重，如果攻下，势必在津液竭的基础上，更加丢失津液，所以不能攻下。为了排出坚硬的大便，要用蜂蜜塞肛，或者猪胆汁塞肛。临床上，对于大便坚硬难出的患儿，或经常使用开塞露的患儿，我一般都建议家长用蜂蜜水代替开塞露通便。蜂蜜水不会让使用者产生依赖性，无毒副作用。用猪胆汁通便也非常好用，遗憾的是，猪胆汁不容易得到。可以用中成药藿胆丸磨碎溶于水中灌肠。

阳明病，脉迟，汗出多，微恶寒者，表未解也，可发汗，宜桂枝汤。（234）

阳明病，脉迟，分迟而有力和迟而无力。从宜桂枝汤看，脉象并非迟而无力。但是汗出多，微恶寒，说明迟而有力的脉象中必带一点缓象。前文说过，阳明病，法应多汗，脉迟而有力，汗出多，应该是阳明病兼微恶寒，是表证不解，表里同病，此时应先解表，用桂枝汤。

　　阳明病，脉浮，无汗而喘者，发汗则愈，宜麻黄汤。（235）

　　阳明病，此时脉浮，无汗而喘，应该是麻黄汤证都具备了。至于本条提出的阳明病，应该是表证向里传入的阳明，还未来得及成为胃家实，或者大便未硬之时，根据症状，用麻黄汤对治脉浮无汗而喘，所以，先治表后治里，也是可以的。

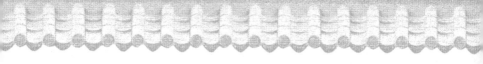

阳明病，发热汗出者，此为热越，不能发黄也。但头汗出，身无汗，剂颈而还，小便不利，渴引水浆者，此为瘀热在里，身必发黄，茵陈蒿汤主之。（236）

茵陈蒿汤方

茵陈蒿六两，栀子十四枚（擘），大黄二两（去皮）。

上三味，以水一斗二升，先煮茵陈，减六升，内二味，煮取三升，去滓，分三服。小便当利，尿如皂荚汁状，色正赤，一宿腹渐，黄从小便去也。

阳明病，发热汗出，内热可以外泄，则不会发生黄疸。如果只有头汗，身无汗，湿热不得外泄，见渴引水浆，则是内热表现，同时小便不利，是湿邪困阻。湿热搏结，则发黄疸。

用茵陈蒿汤治疗湿热黄疸。茵陈蒿和栀子都是清热利湿的；大黄是通经脉、泻热通便的。三药合用可使大小便排泄通

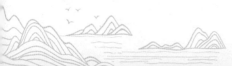

畅。我们说过，人体防御反射机制有阻塞、隔绝、摄入、排泄、投射、反转等。茵陈蒿汤就是利用排泄的防御反射机制，排出人体内湿热之邪，从而祛除黄疸。

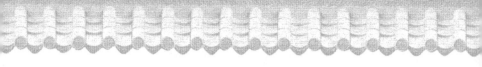

> 阳明证，其人喜忘者，必有畜（蓄）血。所以然者，本有久瘀血，故令喜忘。屎虽鞕，大便反易，其色必黑者，宜抵当汤下之。（237）

阳明病，病人如果健忘，说明阳明的手阳明大肠经和足阳明胃经出了问题。所以，阳明病，若出现神志症状，可以认为是大肠出了问题。大肠糟粕渣滓较多，容易引起瘀血。仲景接着说，久瘀血，才会健忘。排便坚硬，但是比较容易排出，说明津液未竭，病在血液，所以有黑便。大肠内有瘀血和小肠最低处有瘀血，使用同一种治法——抵当汤。将肠道内黏附的瘀血块活化排出，神志症状就好了。

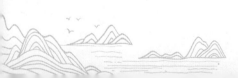

> 阳明病，下之，心中懊憹而烦，胃中有燥屎者，可攻。腹微满，初头鞕，后必溏，不可攻之。若有燥屎者，宜大承气汤。（238）

　　本条理解起来比较容易，都是前面提过的内容。阳明病，比如阳明中风，兼有表证的，下之，表邪内陷，导致心中懊烦，大肠内有燥屎的，可以再攻。但是这个时候，要分两种情况施治。如果腹满不严重，大便初硬后溏，不能攻下，攻下就会出现腹泻甚至呕吐。如果燥屎坚硬，大便没有后溏，就可以用大承气汤攻下。

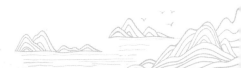

> 病人不大便五六日，绕脐痛，烦躁，发作有时者，此有燥屎，故使不大便也。（239）

病人五六日不大便，但是饮食继续摄入，有可能就会引发大便干燥，有燥屎。后出现绕脐痛，说明小肠欲加强蠕动，以便排出积便。烦躁，说明心脏动力动员起来了，也欲排出积便。后发作有时，说明肠道内燥屎结聚，故使得人体防御反射时时启动。

> 病人烦热，汗出则解，又如疟状，日晡所发热者，属阳明也。脉实者，宜下之；脉浮虚者，宜发汗。下之与大承气汤，发汗宜桂枝汤。（240）

　　本条也比较容易理解，因为提到的内容在前面的条文都讲过。病人烦热，可以理解为病人有太阳表证发热兼心烦，这似乎是大青龙汤证。那么，发汗以后，表证解除，之后出现日晡所发热，如疟状，这是阳明内实证的典型表现，所以说，属阳明也。如果脉坚实有力，那么可攻下。如果脉浮虚，说明大便还未坚硬，而同时有表证未解，可发汗。

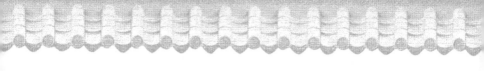

> 大下后，六七日不大便，烦不解，腹满痛者，此有燥屎也。所以然者，本有宿食故也，宜大承气汤。(241)

大下后，应该积便都已排空，但是却六七日不大便，后说是因为有燥屎，所以在这六七天不大便的时期内，宿食积滞。所以然者，本有宿食故也。燥屎在内，则心烦、腹满痛就会出现，可以用大承气汤攻下燥屎。

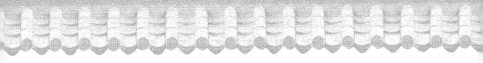

> 病人小便不利，大便乍难乍易，时有微热，喘冒不能卧者，有燥屎也，宜大承气汤。（242）

本条大承气汤症状不典型，但是本质上病人仍然有燥屎。病人小便不利，大便乍难乍易，时有微热，像是水湿内停的表现。关键在于后面的症状，就是喘冒不能卧。有燥屎内停，因而腑气不通，故喘冒不能卧。因为水湿内停导致喘冒不能卧者，不会表现为大便乍难乍易。由此可见，人的二便，最能反映人体的真实状况。

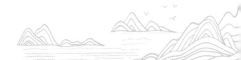

食谷欲呕，属阳明也，吴茱萸汤主之。得汤反剧者，属上焦也。（243）

吴茱萸汤方

吴茱萸一升 (洗)，人参三两，生姜六两 (切)，大枣十二枚 (擘)。

上四味，以水七升，煮取二升，去滓，温服七合，日三服。

食谷欲呕，饮食进入胃肠后，加重了胃肠负担，使得胃肠欲呕吐以排出食物减轻负担。说明胃肠本已虚寒不堪，用吴茱萸汤暖肝胃。吴茱萸暖肝，则木能疏土。生姜重用六两，意为治疗胃阳虚。

后面说，得汤反剧，说明吴茱萸汤不适合病情。可知，食谷欲呕就是由于太阳表证，类似感冒后胃肠道症状，人体气血物质基础趋向于体表，使得胃肠血液空虚，所以食谷欲呕。仲景说，这种情况，属于上焦受病，也就是太阳表证。上焦表证，气血趋势就是向上向外的，所以用温补的吴茱萸汤就会加重向上向外的趋势。

> 　　太阳病，寸缓关浮尺弱，其人发热汗出，复恶寒，不呕，但心下痞者，此以医下之也。如其不下者，病人不恶寒而渴者，此转属阳明也。小便数者，大便必鞕，不更衣十日，无所苦也。渴欲饮水，少少与之，但以法救之。渴者，宜五苓散。（244）

　　太阳病表证，发热汗出，复恶寒，说明原先的恶寒好了后又出现恶寒，兼有不呕但心下痞，说明表邪不解，兼表邪内陷，结于心下，推知医生误用了下法。寸脉缓，说明表证兼被下法丢失津液，关脉浮，说明中焦阳虚，关脉浮而无力，这也是误下所致。尺弱是必然的，如果尺脉长而强，说明病人肾气足，就不会得病。西医也认为感冒就是人体免疫力下降引起的，所以尺弱。

　　如果医生没有用攻下法，病人表证消失转为口渴等内热表现，那么就是病情转属阳明了。后文说，如果渴欲饮水，就

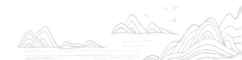

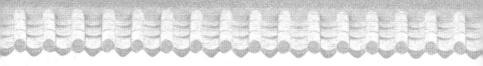

少少与之。如果是喝热水，就要顿服大口喝。如果是饮用常温的水，比较凉，就只能少少与之，小口频服。大口喝凉水会导致脾寒肚子疼。依法救治，就是按照阳明病治疗。如果阳明内热，津液偏渗小便，就会出现小便数、大便硬的脾约便秘症状，这种胃强脾弱的便秘，特点是不大便也没有痛感。

　　如果属于水湿内停导致的口渴，则用五苓散化气利水。

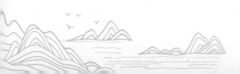

脉阳微而汗出少者，为自和也，汗出多者，为太过。阳脉实，因发其汗，出多者，亦为太过。太过者，为阳绝于里，亡津液，大便因鞕也。（245）

阳脉微，根据阳浮而阴弱的理论，说明阳浮减轻，汗出少，说明阴弱减轻，所以叫为自和也。

汗出多，超过限度就是太过。

阳脉实，说明脉浮有力，按理说应该发汗，但是如果发汗过多，超过限度，也是太过，丢失津液过多，所以叫阳绝于里，亡津液。人体通过吸收大便中的水分补救津液缺失，就会导致大便硬。

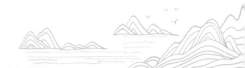

> 脉浮而芤，浮为阳，芤为阴，浮芤相抟，胃气生热，其阳则绝。（246）

脉浮，表示沉取无根，浮取有力。沉取无根，这种阳浮而阴弱的脉，就是病脉。浮取有力所以浮为阳。芤主脉象中空，阴血不足，也就是阳浮而阴弱中的阴弱。那么浮芤相抟，这种脉象代表外强中干，表面上像是胃热，实际上阴阳俱虚，所以说其阳则绝。

趺阳脉浮而涩，浮则胃气强，涩则小便数，浮涩相抟，大便则鞕，其脾为约，麻子仁丸主之。（247）

麻子仁丸方

麻子仁二升，芍药半斤，枳实半斤（炙），大黄一斤（去皮），厚朴一尺（炙，去皮），杏仁一升（去皮尖，熬，别作脂）。

上六味，蜜和丸如梧桐子大，饮服十丸，日三服，渐加，以知为度。

趺阳脉在足背的足阳明胃经，所以趺阳脉浮，是趺阳脉跳动有力但重按无力的表现，主胃气强，也就是阳浮而阴弱的阳浮。趺阳脉兼涩，也就是脾约的表现。脾约是脾虚，津液不能很好气化，导致津液偏渗小便，实质上就是水分气化不利，摄入的水分没有经过分解直接由小便排出，这就是阳浮而阴弱的阴弱。浮涩相抟，就是阳浮加阴弱，导致大便硬。

脾约便秘，用麻子仁丸治疗。大黄、厚朴、枳实为小承气汤，为的是将硬便排出。麻仁、芍药可滋阴润燥；杏仁宣降肺气，调和上下，为催化剂。

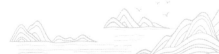

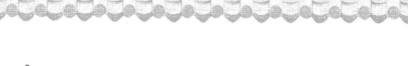

> 太阳病三日，发汗不解，蒸蒸
> 发热者，属胃也，调胃承气汤主之。
> （248）

太阳病三日，已经到了该传变的关口。发汗不解，说明病不在太阳，也说明有阳明自汗不断的现象。蒸蒸发热，这是阳明胃家实的表现，所以说属胃也，用调胃承气汤微微泻下。大便通，则过度发酵滋生的菌群被排出，人体神清气爽，脾胃调和，故称调胃承气汤。

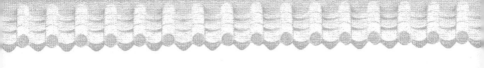

> 伤寒吐后，腹胀满者，与调胃承气汤。（249）

太阳表证，用吐法后，因吐法是向上向外涌吐，也能解表，所以吐后，伤寒表证解，但是吐法容易伤胃中津液，会导致腹胀满，大便干。这个时候给予调胃承气汤，将硬便排出即可。人体硬便为无序性物质能量。人体有序性物质能量越多，人体越健康。调胃承气汤通过通下大便，排出无序性物质能量，调整胃肠道内菌群平衡，调和脾胃。此时，便通气爽脾胃调和，再进饮食，摄入有序性物质能量即可。

> 太阳病，若吐若下若发汗后，微烦，小便数，大便因鞕者，与小承气汤和之愈。（250）

太阳病，吐、下、发汗均可以伤津液也可能伤阳气，同时代表外邪及里实也已经消除了。那么此时，微烦、小便数、大便硬就属于脾虚胃热的里证，也就是阳浮而阴弱的气血分布不协调。此时用小承气汤通下硬便，即可祛除阳浮。阳之所以浮，是因为胃把小肠的热量夺走了。所以，用小承气汤调和热量不均衡，才是治本之法。

　　得病二三日，脉弱，无太阳柴胡证，烦躁心下鞕，至四五日，虽能食，以小承气汤，少少与，微和之，令小安，至六日，与承气汤一升。若不大便六七日，小便少者，虽不受食，但初头鞕，后必溏，未定成鞕，攻之必溏；须小便利，屎定鞕，乃可攻之，宜大承气汤。（251）

　　这一条说的是阳明病中，如何等待大便硬了以后用大承气汤攻下。得病二三日，这个时候应该是疾病传变的关口，无太阳柴胡证，有烦躁心下硬，说明邪已入里为阳明病。阳明应胃家实，而此时脉弱，说明大便不坚硬。再观察一两天，到得病四五日，病人能食，表胃气还算强，推测即便脉弱，大便也不会溏稀到哪里去。这时候还得小心用药，用小承气汤，少少与之，稍微排泄一点大便，让脾胃调和一下。因为便通就会神清气爽。但是这时候，病人仅仅是小安，因为疾病没有痊

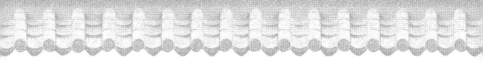

愈。到了第六日，给予小承气汤一升，因为饮食正常，但是不大便，估计屎硬，所以给一升，试探一下。再过一天，到了第七日，观察到这些天都没有大便，即便服了一些小承气汤，也没大便，看着病人食欲良好，推测胃气还算强，但是此时小便少，那么推算大便里水分还多，虽然六七天不大便，断定应只是初硬，后必溏。此时攻下，必导致腹泻。多日不大便，饮食正常，一定积便坚硬，用大承气汤合适。

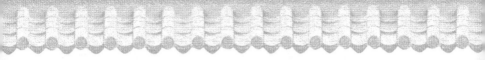

> 伤寒六七日，目中不了了，睛不和，无表里证，大便难，身微热者，此为实也，急下之，宜大承气汤。（252）

341

　　这是大承气汤急下的典型。伤寒六七日，表证未好，疾病到了病情变化的关口。目中不了了，睛不和，说明病已经深入影响大脑。这个时候大便难，说明六七天来的积便已经坚硬难出，导致毒素熏蒸于上。身微热是胃家实内热所致，所以要急下之，不然损伤大脑，后果严重。病毒性脑炎患者也可以见到这些表现。

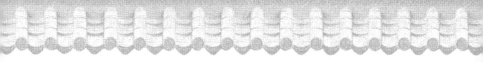

阳明病，发热汗多者，急下之，宜大承气汤。（253）

本条是阳明三急下的第二条。发热汗出多，说明阴液不保。如果不痛下积便，则阴液耗竭，恐有性命之忧。发热汗出多，是人体防御反射的表现。因为肠道内积便坚硬，人体欲排出，所以动用自身资源，发动自身机能使身体亢奋起来，引起汗出多且发热，如果坚硬大便长时间不排出，人体资源耗竭，就会致命。

发汗不解，腹满痛者，急下之，宜大承气汤。（254）

　　这是阳明三急下的第三条。发汗不解，可以理解为太阳表证发汗不解，转入阳明。也可以理解为阳明病发汗，不能病解。不管哪种解释，此时腹满痛，又从发汗丢失津液，说明积便坚硬，人体防御反射动员腹部组织排出积便，和积便阻塞进行推导抗争，产生腹满痛。此时若不急下，恐人体资源动力耗竭，有性命之忧。

腹满不减，减不足言，当下之，宜大承气汤。（255）

积便坚硬难出、内有有形实邪的这种腹满是不会出现有时减轻的现象的，即便有时微微减轻，也只是无足轻重的程度。由此判断，此症适用大承气汤攻下。《黄帝内经》曰："岐伯曰：阳胜则身热，腠理闭，喘麤（粗）为之俛（俯）仰，汗不出而热，齿干以烦冤腹满死，能冬不能夏。阴胜则身寒汗出，身常清，数栗而寒，寒则厥，厥则腹满死，能夏不能冬。此阴阳更胜之变，病之形能也。"这段话论述了阳盛和阴盛的症状，在两组症状中，有一个症状相同，那就是腹满死。所以说，阳证和阴证都要通过腹满来发病或者进一步侵害人体，腹满症状要辨别阴阳。本条文中腹满不减，就是阳盛，可以用大承气汤攻下。

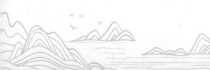

阳明少阳合病，必下利，其脉不负者，为顺也。负者，失也，互相克贼，名为负也。脉滑而数者，有宿食也，当下之，宜大承气汤。（256）

　　阳明少阳合病，因为病在阳明胃肠，同时少阳病有血弱气尽的虚的一面，所以会有脾虚下利。阳明为土，少阳为木。其脉不负者，就是脉象和缓的意思，为有胃气，为顺。负者，失也，互相克贼，就是脉象弦，为木克土，为病重。如果是脉滑而数者，是宿食内热，可以攻下，用大承气汤。

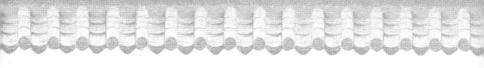

　　病人无表里证，发热七八日，虽脉浮数者，可下之。假令已下，脉数不解，合热则消谷喜饥，至六七日不大便者，有瘀血，宜抵当汤。(257)

　　病人无表里证，而有发热七八日，说明瘀热在血分，虽然脉浮数，却并非表证，因而可以攻下瘀血。如果已经攻下，而脉数不解，说明攻下肠胃积便没有起到作用。瘀血，结合消谷善饥，说明胃肠气分无病。瘀血阻塞肠道，那么用抵当汤攻下瘀血就合适了。

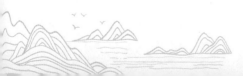

若脉数不解，而下不止，必协热
便脓血也。（258）

脉数不解，表有内热，此时下利不止，一定会热破血络，导致便脓血。

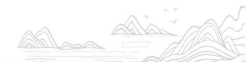

伤寒发汗已，身目为黄，所以然者，以寒湿在里不解故也。以为不可下也，于寒湿中求之。（259）

伤寒，那就是太阳表证，理应发汗。发汗后病不解，出现黄疸，仲景说了，是寒湿在里，所以发汗不解。寒湿在里，所以不可以攻下。于寒湿中求之，故用茵陈术附汤治疗。

伤寒七八日，身黄如橘子色，小便不利，腹微满者，茵陈蒿汤主之。（260）

　　伤寒七八日，到了太阳表证传里的时候，此时出现黄疸，而且身黄如橘子色，这是阳黄，属于湿热。小便不利，湿邪无出路，腹微满，说明湿热蕴结于中焦脾胃，应用茵陈蒿汤。茵陈蒿加栀子可清热利湿，大黄泻热通便，可引导湿热从小便、大便排出。

伤寒身黄发热，栀子柏皮汤主之。（261）

栀子柏皮汤方

肥栀子十五个（擘），甘草一两（炙），黄柏二两。

上三味，以水四升，煮取一升半，去滓，分温再服。

伤寒周身发黄又发热，这是湿热搏结黄疸，用栀子柏皮汤治疗。栀子、黄柏清热利湿，加炙甘草调和脾胃防止栀子、黄柏苦寒过度，湿热则可从小便排出。

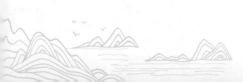

伤寒瘀热在里，身必黄，麻黄连轺赤小豆汤主之。（262）

麻黄连轺赤小豆汤方

麻黄二两（去节），连轺二两（连翘根是），杏仁四十个（去皮尖），赤小豆一升，大枣十二枚（擘），生梓白皮一升（切），生姜二两（切），甘草二两（炙）。

上八味，以潦水一斗，先煮麻黄再沸，去上沫，内诸药，煮取三升，去滓，分温三服，半日服尽。

瘀热在里，而兼伤寒表证，这里的瘀热可以理解为郁热，是没有瘀血的。身黄是热与湿相搏结，兼表证，所以用麻黄连轺赤小豆汤。麻黄、连轺治疗上焦，生梓白皮利水湿，赤小豆利尿，可引湿热从小便去，一上一下互相配合。杏仁宣降肺气，为调和阴阳的催化剂。生姜、大枣、炙甘草调和脾胃，温暖中焦，仍然是加热炉鼎的作用，使得阴药、阳药在催化剂作用下，能够阴阳相济。服用后，湿从体表发汗及小便排出，身黄可退。

辨少阳病脉证并治

并见三阳合病法

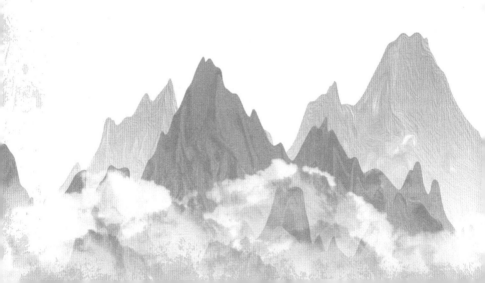

> 少阳之为病，口苦，咽干，目
> 眩也。（263）

　　少阳病，症状是口苦、咽干、目眩。少阳经在人体侧面中线，主调节人体前后阴阳。太阳病表证之所以传导到少阳，是因为少阳病有血弱气尽的虚的一面。少阳主相火，所以口苦咽干，由火热内扰引起。目眩是一种防御反射表现，可以刺激机体将血液运到大脑。显然，大脑血液不足，才会目眩。而血弱气尽，才是产生目眩之本。综合上述症状可知，少阳病有火热内扰的阳浮一面，也有目眩血弱气尽的阴弱一面。

> 少阳中风，两耳无所闻，目赤，胸中满而烦者，不可吐下，吐下则悸而惊。（264）

少阳中风，病机为内有血弱气尽，外有少阳相火。目赤，胸中满而烦，都是少阳相火表现，两耳无所闻，因火热暴聋，类似中耳炎发作。这个时候，是不可吐下的，因为少阳病，有血弱气尽的一面，只能用和法。如果误用吐下，必然伤津液、损阳气，加重血弱气尽，出现惊悸。

伤寒，脉弦细，头痛发热者，属少阳。少阳不可发汗，发汗则谵语，此属胃。胃和则愈，胃不和烦而悸。（265）

伤寒病，头痛发热，脉弦细。脉弦，就是脉体形状外表强劲而中空，代表体内气血趋向于外对抗邪气，但是脉象中空，显示出少阳病血弱气尽的虚弱一面。所以，气血虽然趋向体表，但是又有内虚，正气与外邪在半表半里进行抗争，所以说属少阳病。因为少阳病有内虚的一面，所以不能发汗，发汗会伤津液，加重阴虚，导致半表之邪内陷，内热更重，引起谵语。此属胃，说的是发汗导致少阳病传里为阳明病。接着说，胃和则愈。胃不和，就是少阳病血弱气尽的一面加重，同时半表之邪内陷，成为胃热，导致心烦、心悸。心悸就是心跳过速，脉搏细速，前文说脉弦细，就是人体为了应对内部虚弱而反射性加快心跳，欲补足能量供应的表现。

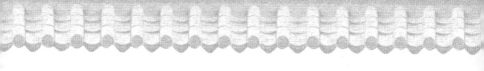

> 本太阳病不解，转入少阳者，胁下鞕满，干呕不能食，往来寒热，尚未吐下，脉沉紧者，与小柴胡汤。（266）

这一条说的是典型的少阳病症状。由太阳病表证不解，转入少阳。胁下硬满，干呕不能食，往来寒热，这都是少阳病的典型症状。如果没有误用吐下，且脉沉紧者，说明津液物质基础还未进一步损伤，此时可以用小柴胡汤。

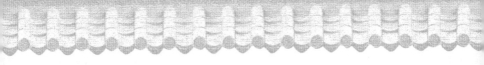

> 　　若已吐下发汗温针，谵语，柴胡
> 汤证罢，此为坏病。知犯何逆，以法
> 治之。（267）

　　若已经经过吐下发汗、温针等多次误治，并出现了谵语，柴胡汤证已经消失，此乃坏病，需要辨证施治。所谓知犯何逆，以法治之，仍然不出六经辨证的范畴。

> 三阳合病，脉浮大，上关上，但欲眠睡，目合则汗。（268）

本条首提三阳合病，脉浮为太阳，脉大为阳明，上关上，就是脉关部为大，可见阳明胃脉为大。内热者，身必重，但欲眠睡。内热阴虚，导致目合则汗，就是盗汗。

伤寒六七日，无大热，其人躁烦者，此为阳去入阴故也。（269）

伤寒六七日，是病情转折（好转或者加重）的关口。无大热，其人躁烦，此为阳去入阴。从《伤寒论》的表述看，躁烦这个词，一般是阴证专用。无大热、躁烦，应该属于阴证，三阴虚寒，人体防御反射机制为了能够获得更多能量补充，故而出现躁烦。

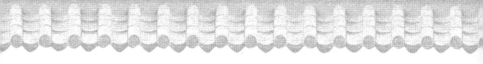

> 伤寒三日，三阳为尽，三阴当受邪，其人反能食而不呕，此为三阴不受邪也。（270）

　　伤寒三日，三阳为尽，三阴当受邪，这是病邪传变路径。此时以能食不呕为辨别三阴不受邪的依据。不能食而呕吐，是三阴病的症状。能食不呕，是病未深重的表现。我们知道，重症监护室里的病人，没有食欲旺盛的。病人食欲不错，一般来说是好现象。本条第一句提伤寒三日，说明属于疾病初期，也就不存在回光返照突然能食的现象。

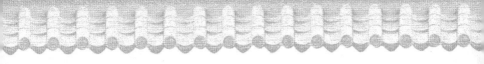

伤寒三日，少阳脉小者，欲已也。
（271）

伤寒三日，转为少阳，而此时脉小。少阳脉应该弦细，此时脉小，为邪气衰。脉学里讲脉大主病进，为防御反射机制启动的外强中干之象。而小，则是平安之象。故病将愈也。

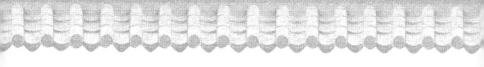

> 少阳病，欲解时，从寅至辰上。
> （272）

少阳病，欲解时，就是一天之中阳气逐渐升发之时。同时寅、卯、辰对应的申、酉、戌，则是阳气衰弱之时，应该逐渐安静，不宜做剧烈运动。中医讲气行一寸血行一寸。气指的是阳气，如果身体能借助天之阳气，那么就会少消耗我们自身的阳气。所以入夜后，在天阳已经入阴，也就是太阳落山后，我们如果做剧烈运动，就只能消耗我们自身的阳气了。所以夜里睡眠不好，对人体的损耗是非常大的。

辨太阴病脉证并治

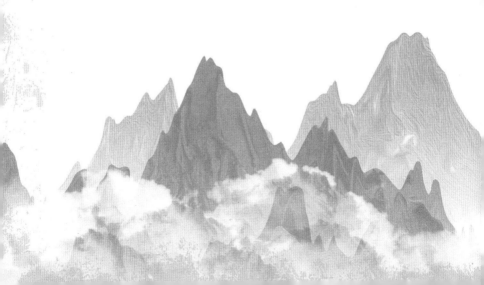

> 太阴之为病，腹满而吐，食不下，
> 自利益甚，时腹自痛。若下之，必胸
> 下结鞭。（273）

太阴之为病，实际上就是脾虚寒。我前面多次提到过，对付虚寒，人体会启动防御反射机制，让机体处于虚性亢奋状态，以便抢先从自然界获取资源来补自己的虚。所以，表面是腹满，其实是虚性亢奋。吐和食不下，一般是同时出现的症状。吐了以后还能食欲好的，少见。机体防御反射机制里的反转，表现在这里就是胃肠下行反转成呕吐，食不下。而自利益甚，就是防御反射机制里的排泄，可以理解为脾寒，肠道菌群不平衡，通过排出旧菌群，给人体一个菌群重新滋生发酵达到平衡的机会。时腹自痛，说明胃肠缺乏血液供应，也是脾寒的表现。此时如果苦寒攻下，必然伤津液、伤阳气，胸下结硬，依然是防御反射机制引发的虚性亢奋，外强中干，是里虚寒加重的表现。

> 太阴中风，四肢烦疼，阳微阴涩
> 而长者，为欲愈。（274）

太阴中风，也就是脾寒，还兼有一些表证。四肢烦疼，也就是表证的骨节烦疼。脉阳微，表面上脉无力，说明表证少。脉阴涩，说明脉沉取不流畅，是脾寒气血流通不畅的表现。关键是脉长，说明脉尺部有力。尺部有力代表脉有根，肾气足。我们说疾病的病机是阳浮而阴弱。如今阳微，加之脉尺部有力，构成了阳浮而阴弱的相反病机，阳微而阴足，所以说欲愈。

一般来说，心脏射血发力强劲，才会出现脉搏长。心脏射血有力，是心肾动力足的表现。

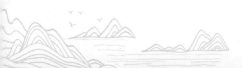

太阴病，欲解时，从亥至丑上。
（275）

太阴病，欲解时，在亥、子、丑三个时辰。这段时间恰好是阴阳转换的时间，也就是阳气从逐渐衰落到一阳生，在这三个时辰中，阴阳互相激荡，最后阳逐渐呈现胜利态势，所以，太阴病在这个时候欲解。

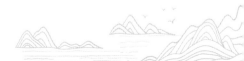

太阴病，脉浮者，可发汗，宜桂枝汤。（276）

太阴病，必然有脾虚寒，如果脉浮，说明兼表证，且里虚寒并不深重，至少机体还能鼓动心脏动力引起脉浮。此时，桂枝汤就不单纯有发汗解表作用了，而是兼有补里虚寒的作用。桂枝汤中的生姜、大枣、炙甘草都可以补助脾胃阳气和津液，实际上，一般有表证的人，只要里面精气充足了，就会自动出汗，表随之而解。

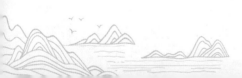

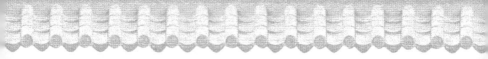

> 自利不渴者，属太阴，以其脏有
> 寒故也，当温之，宜服四逆辈。（277）

这一条说的是太阴病典型的脾虚寒症状。自利，就是腹泻，一般人体丢失水分过多，会口渴，这是人体防御反射机制启动，通过摄入的方式来自救，希望能够补充水液从而使肠道内菌群重新滋生发酵达到菌群平衡。但是目前病人自利不渴，说明作为气的防御机能很弱，不能引发口渴。同时，气的固摄机能也很差，因为不断腹泻，肠道精华消化液等丢失过多。气的气化功能也变差，化气利水功能下降，所以，津液通过腹泻丢失，却不口渴。前文已说过，如果病人食欲好，喝水香甜，那么这个病人一定有生机。目前，病人食欲、饮水、大便都出了问题，可见太阴虚寒深重，所以说以其脏有寒故也。治疗方法就是四逆汤一类温阳的方子。

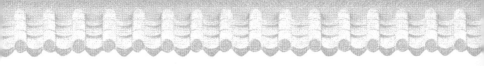

伤寒脉浮而缓，手足自温者，系在太阴；太阴当发身黄，若小便自利者，不能发黄；至七八日，虽暴烦，下利，日十余行，必自止，以脾家实，腐秽当去故也。（278）

　　伤寒表证，脉浮而缓，说明机体抗邪无力，有内虚的一面。手足自温，说明有太阳表证阳浮而阴弱的病机，此刻阴弱不是十分明显。我们知道，发热病人都是前额部滚烫。一般要冷敷降温，怕烧坏了。究其原因，机体要聚集起足够的热量和气血津液物质基础来头部进行发热，所以需要从身体别的部位抽调能量送过去。五脏对人体生命意义重大，所以机体会自动选择从相对不那么重要的部位抽调血液，那就是四肢末端。阳浮之所以能聚集起足够能量，代价就是阴弱，也就是四肢末端、小肠缺血而凉。本条，伤寒脉浮缓，手足自温，说明机体的阴弱内虚方面尚不严重。所以后文说，本来应该发黄的，但是因为手足自温，人体脾虚不甚，小便通利，湿有去路，就不会发黄了。

　　疾病的初期，脾就不虚，七八天后，肯定会痊愈。那么条文所说的暴烦，下利日十余行，是机体在脏腑精气充满的情况下，排泄七八天的宿食积滞。这样推测的依据，就是手足自温。中医认为，手足指趾末端，是三阴三阳经交界处，阴阳交界处即中点。中是阴极和阳极之外的第三极，其物质基础非常强大，因而具有调和阴阳的作用。人体四末的微循环毛细血管总长度可达几万公里。这么强大的物质基础储备，一旦四末冰凉，也就说明人体大虚。所以，本条的手足自温，是一个关键点。

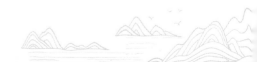

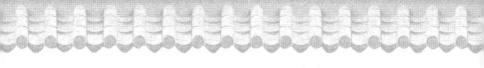

本太阳病，医反下之，因尔腹满时痛者，属太阴也，桂枝加芍药汤主之；大实痛者，桂枝加大黄汤主之。（279）

桂枝加芍药汤方

桂枝三两（去皮），芍药六两，甘草二两（炙），大枣十二枚（擘），生姜三两（切）。

上五味，以水七升，煮取三升，去滓，温分三服。本云，桂枝汤，今加芍药。

桂枝加大黄汤方

桂枝三两（去皮），大黄二两，芍药六两，生姜三两（切），甘草二两（炙），大枣十二枚（擘）。

上六味，以水七升，煮取三升，去滓。温服一升，日三服。

本来是太阳病表证，应该发汗，医生反而用下法，导致津液丢失，阳气内虚。因而腹满时痛者，属于太阴脾虚，用桂枝

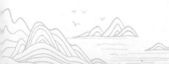

加芍药汤。方中重用芍药；桂枝向上，芍药向下；生姜、大枣、炙甘草温补中焦。可知，重用芍药就是加强物质基础下行的力量，从而改善脾虚腹满。

如果误下之后，大便实痛者，说明误下导致肠道内有有形实邪聚集，引发疼痛，而且这种疼痛是实痛，不是虚痛。桂枝加大黄汤，其实是桂枝与大黄相配，芍药也与大黄相配，两组配伍都是活血的组合。临床中，桂枝、赤芍配合大黄，可以用于多种瘀血阻滞。我常用此组合治疗踝关节扭伤、眼睑疖肿、近视眼的病人，一般局部外敷，效果很好。

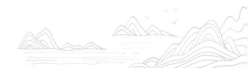

太阴为病，脉弱，其人续自便利，设当行大黄芍药者，宜减之，以其人胃气弱易动故也。（280）

太阴病里虚寒，理应脉弱，再加上经常腹泻，所以要用大黄、芍药治疗，但要减量使用，因为这种病人正气不足，容易出现腹泻。腹泻的出现，本质上就是虚者不耐攻伐的表象。

辨少阴病脉证并治

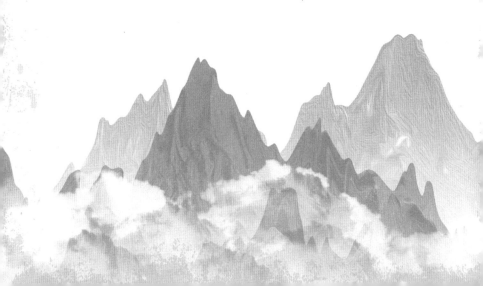

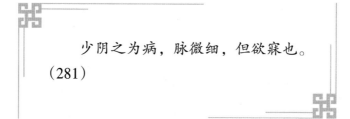

少阴之为病，脉微细，但欲寐也。（281）

病邪入三阴以后，身体本质就虚弱了。病邪从太阴深入到少阴，机体心肾动力虚弱，心脏搏动无力，导致脉微细。但欲寐，是机体物质基础不足以支撑很高的基础代谢，身体只好处于半睡半醒状态，主动降低代谢以适应衰弱的物质基础，这是机体解决矛盾的一个办法。

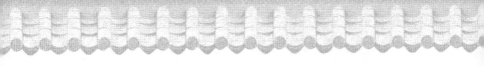

> 少阴病，欲吐不吐，心烦，但欲寐，五六日自利而渴者，属少阴也，虚故引水自救，若小便色白者，少阴病形悉具。小便白者，以下焦虚有寒，不能制水，故令色白也。（282）

　　少阴病，有心烦、欲吐的症状，都属于防御反射机制中的反转。人体虚弱到了一定程度，胃肠道功能出现反转，就会产生欲吐的感觉。心脏动力虚弱，所以反转后，出现心烦这类虚性亢奋。但欲寐是少阴本证。过了五六天，出现腹泻而口渴。说明这五六天疾病没有得到治疗，由于欲吐，饮食也差，虚寒加重，出现腹泻，这是防御反射机制中的排泄机制。人体寄希望于排出旧菌群以有机会滋生发酵新菌群达到平衡而愈病。口渴，仲景认为是饮水自救，属于摄入的防御反射机制。机体期待通过摄入水分，来缓解症状。后文说，若小便色白，说明是无内热，下焦虚寒确凿无疑。所以叫作少阴病形悉具。最后一句，点出病机关键，下焦虚寒，脏腑功能衰弱，当然代谢产物就少，小便就显得清稀而白。

> 病人脉阴阳俱紧，反汗出者，亡阳也，此属少阴，法当咽痛而复吐利。（283）

381

病人脉阴阳俱紧，看似强大的脉象，如果反而汗出，说明这种阴阳俱紧的强大脉象不过是假象，是虚性亢奋状态的表现。这种真寒假热只有在亡阳的情况下才能见到。亡阳是真虚寒，所以说此属少阴。这种病机下，应该有呕吐腹泻和咽痛症状。呕吐腹泻在虚寒证中出现的机理，我前面反复论述过了。咽痛也属于一种虚性亢奋状态表现。咽喉为三阴经所过之处，一般阴虚内热咽痛的多。此时，亡阳虚寒，机体启动投射的防御反射机制，意图将下元虚寒的问题转移到比较表浅的咽喉部，让咽喉代为受过，以保全内脏功能。和肺部有病，症状投射到鼻子一样。

少阴病，咳而下利谵语者，被火气劫故也，小便必难，以强责少阴汗也。（284）

　　本是少阴虚寒证，但是却出现咳嗽、腹泻，还有内热谵语。谵语、咳嗽都是热气上冲的表现，与少阴虚寒表现不符，推测少阴病被误用火攻，火邪伤阴，小便必难。当一个诊断提出来，如果按照这个诊断来解释疾病症状比较合理，那么这个诊断的正确性就比较大。而从这个诊断出发，还能预知到已经发生但是却暂时未表现出来的症状，那么这个诊断的正确性就会大大提升。本条，由少阴虚寒证出现咳嗽、谵语，推测误用火攻，然后由此推知，小便必难。果然，病人小便难，说明少阴病被误用火攻这个推测正确。最后仲景提出了小便必难的机理，就是少阴虚寒，阳气津液物质基础不足，却用火攻强行发汗，必然伤阴液，所以小便难下。

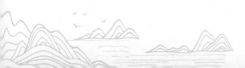

少阴病，脉细沉数，病为在里，不可发汗。（285）

少阴病，病位本来就在里，结合脉沉，更说明病位在里。脉细，是少阴物质基础不足的表现。脉见数，沉细相兼，仍然说明心肾动力不足，心脏搏动射血无法供应机体需要，只能加快心跳速率。如此说来，少阴病，没有足够物质基础，没有心肾动力鼓动作汗，病位在里，所以绝不可发汗。

少阴病，脉微，不可发汗，亡阳故也；阳已虚，尺脉弱涩者，复不可下之。（286）

少阴病，脉微，说明虚寒严重，脉搏力量微小，阳气功能和物质基础不足，所以不可发汗，发汗则损耗机体阳气，导致亡阳。

后面说，阳已虚，病人尺脉弱涩，说明肾虚寒，血少流动不畅，当然不可攻下而再伤阳气和津液。

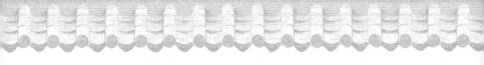

> 少阴病，脉紧，至七八日，自下利，脉暴微，手足反温，脉紧反去者，为欲解也，虽烦下利，必自愈。（287）

385

少阴病，虚寒证，脉紧，说明在心肾动力很弱的情况下，脉象反见紧实有力，邪气实。到了发病七八日的时候，自然出现下利，这就给邪气排出提供了通路。此时，脉暴微，可以见于邪气弱，也可见于正气弱。然而，手足反温，说明正气充实，加之脉象紧的征象消退，说明正盛邪虚。此时，虽然有烦，有下利，但最终仍是必自愈。仲景在《伤寒论》里多次强调了一个事实，那就是手足温、小便利者，脾家实。也就是说，从手足温暖，小便通利可知，病人脾胃充盛，这就给我们防病治病提供了一个思路。我们平时如果能有意识地做到手足温暖、小便通利，是不是也就保护了自身健康了呢？

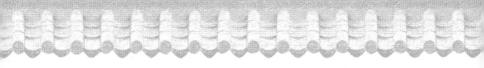

> 少阴病，下利，若利自止，恶寒
> 而蜷卧，手足温者，可治。（288）

少阴病，下利，是虚寒下利。如果利自止，手足温，则是脾家实，虚寒好转的征象。但是仍然有恶寒而蜷卧，说明少阴里虚寒未好，仲景说可治，就是说仍有生机。

少阴病，恶寒而蜷，时自烦，欲去衣被者，可治。（289）

少阴病，里虚寒，恶寒而蜷，是疾病表现。时自烦，可能是机体调动防御反射机制，出现虚性亢奋状态，以便自救，也许是亡阳。但是从后文欲去衣被来看，时自烦应该是真热引起的，不是亡阳的表热，所以仲景说可治，仍有生机。

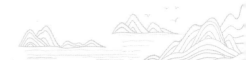

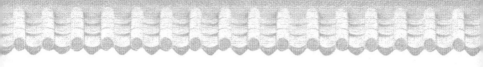

少阴中风，脉阳微阴浮者，为欲愈。（290）

少阴中风，说明里虚寒的人伴有些许外感表证。脉阳微，就是浮取无力，阴浮，就是沉取有力。这与阳浮而阴弱正好相反。阳不浮，阳微，说明外邪衰少，阴不弱，沉取有力，说明里虚寒好转，肾气较足，故曰欲愈。

少阴病，欲解时，从子至寅上。（291）

少阴病为里虚寒，那么从夜半子时到寅时，为阳气初生逐渐壮大之时，此时，阳气虽微小，但逐渐壮大之势不可挡。所以，少阴病此时欲解。

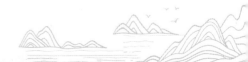

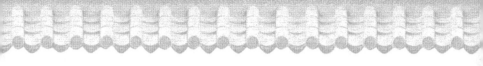

> 少阴病，吐利，手足不逆冷，反发热者，不死。脉不至者，灸少阴七壮。（292）

　　少阴病，呕吐，下利，都是里虚寒的症状。如果手足不逆冷，说明里虚寒未甚。反发热，说明虽可能兼外感，但是机体正气不衰，仍可抗邪发热。关键是如果手足逆冷，再出现发热有可能就是亡阳之浮热了。所以从手足温暖，可以测知机体元气充足与否。如果脉微绝不至，则灸足少阴太溪穴七壮，以回阳救逆。

少阴病，八九日，一身手足尽热者，以热在膀胱，必便血也。（293）

391

少阴病，到了八九日，仍未解，可见已经进行了传变。此时一身手足尽热，说明热在膀胱。少阴肾传变为太阳膀胱。因足太阳膀胱经脉走行全身，分布区域最广，所以才导致一身手足尽热。热结膀胱，必尿血。

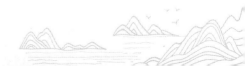

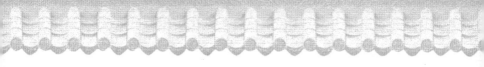

少阴病，但厥无汗，而强发之，必动其血，未知从何道出，或从口鼻，或从目出者，是名下厥上竭，为难治。（294）

少阴病，阳气不足，但厥，是阴阳气不顺接的表现。无汗，说明津液物质基础衰少，而且心肾动力很弱，无法鼓动血脉作汗。如果强行发汗，势必耗竭仅剩的心肾动力，并且导致津液枯竭。机体无法应对，只有拿出珍贵的血液资源来作汗，所以叫必动其血。出血可以随处而出，此名下厥上竭，就是下半身根源空虚，而上半身并不阳浮，也就是说上半身物质基础也耗竭了。而如果是阳浮而阴弱，我们可以将上半身多余的物质基础引回下半身，重新平衡。如今上下虚竭，则必难治。

> 少阴病，恶寒身蜷而利，手足逆
> 冷者，不治。（295）

这一条重点在手足逆冷。少阴病，里虚寒，恶寒、身蜷而下利，都是会出现的症状。而前文多次提及手足温可治，本条手足逆冷，不治。说明手足末端微循环是测知机体正气的一个关键点。手足末端是手足三阴三阳经交界的地方，阴阳交界处谓之中，说明手足末端有调节阴阳的作用。一旦手足末端逆冷，说明人体调节阴阳的物质基础没有了，所以说不治。

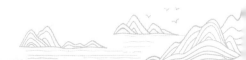

少阴病，吐利躁烦，四逆者死。（296）

少阴病，呕吐，腹泻，手足末端逆冷，说明有严重的里虚寒。出现躁烦，说明阳虚到了亡阳的程度，兼之不断从吐、利两方面丧失津液和阳气，故曰死。

少阴病，下利止而头眩，时时自冒者死。（297）

少阴病，下利止，有可能是阳气转为充足，也有可能是津液枯竭下无可下。如果是阳回利止，当伴有诸症好转。但是本条利止后，有头眩，时时自冒，这是一种瞑眩状态，也就是人体防御反射中比较剧烈的一种。之所以引发如此剧烈的瞑眩状态，想必是阳亡阴竭，故曰死。

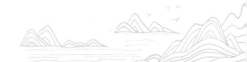

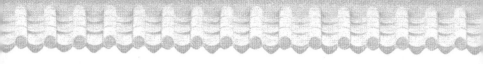

少阴病，四逆，恶寒而身蜷，脉不至，不烦而躁者死。（298）

少阴病，四肢末端逆冷，恶寒，身蜷，都是里虚寒的症状。脉不至，说明心肾动力已经枯竭，无力鼓动血脉，另外阴液耗竭，没法充实脉道的形状，所以，摸不到脉，曰脉不至。不烦而躁，如果是心烦，尚可以说是处于虚性亢奋状态，但是不烦而躁，难道是真有物质基础的躁动？也不是，因为四逆，脉不至，说明真阳浮越，故曰死。

少阴病，六七日，息高者死。（299）

少阴病，已经六七天了，到了疾病转化的关口。息高，说明出现了喘息。喘息这种病，是典型的阳浮而阴弱，表面上肺内气体增多，呼不出去，但实际上是下元枯竭的表现，也就是机体肾气虚弱的表现。所以，喘证都是难治之证。少阴病六七日不好，出现喘息，说明肺内气体进出停滞，人体肾气已绝，故曰死。

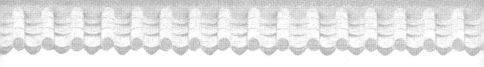

> 少阴病，脉微细沉，但欲卧，汗出不烦，自欲吐，至五六日自利，复烦躁不得卧寐者死。（300）

少阴病，脉微细，说明里虚寒且气血衰。脉沉，为病在里。但欲卧，说明气血衰弱身体无力。汗出为阳虚漏汗。不烦，是因为少阴病无热象。自欲吐，说明脾胃阳虚，所以气不下行。到了第五六日的时候，出现了腹泻加烦躁，说明虚性亢奋状态出来了，而兼有不得卧寐，说明阴阳不交接。我常说睡眠就是阴阳协调的结果，不得卧寐，说明阴阳协调不良。病人在持续腹泻的危重状况下，不得眠，失去了每天自我修复、自我蓄能的机会，故曰死。我们说，吃喝拉撒睡五种生理机能是人的本能。其中吃喝拉撒四种都有物质进出人体。唯有睡眠，表面上看，没有物质进出，而睡眠对人体的补益作用也是五种生理机能里最大的。

　　少阴病，始得之，反发热，脉沉者，麻黄细辛附子汤主之。(301)

　　麻黄细辛附子汤方

　　麻黄二两 (去节)，细辛二两，附子一枚 (炮，去皮，破八片)。

　　上三味，以水一斗，先煮麻黄，减二升，去上沫，内诸药，煮取三升，去滓，温服一升，日三服。

　　少阴病，始得之，应该有虚寒表现，如今反而发热，《伤寒论》开篇就说了，无热恶寒发于阴也。如今发热，说明是少阴病兼太阳表证。有少阴虚寒的底子，加太阳表证，就和一般太阳病的治法不同了。所用的麻黄细辛附子汤中，细辛、附子是温阳的，配合麻黄发表。附子温肾，细辛温肺，按照上、中、下三焦来说，上焦、下焦得温。按《易经》八卦来说，恰好形成离中虚的火的卦象。《易经》离卦就是上、中、下三个爻，其中上和下是阳爻，中间是阴爻。附子温下焦，细辛温上焦，恰好符合离卦的卦意。说明仲景按照方术推算用药，以离火的卦意来温少阴病里虚寒，同时加麻黄发表，如此少阴虚寒兼太阳表证就可以治疗了。

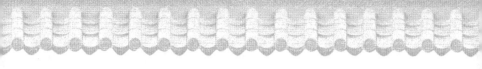

少阴病，得之二三日，麻黄附子甘草汤，微发汗。以二三日无证，故微发汗也。（302）

麻黄附子甘草汤方

麻黄二两（去节），甘草二两（炙），附子一枚（炮，去皮，破八片）。

上三味，以水七升，先煮麻黄一两沸，去上沫，内诸药，煮取三升，去滓，温服一升，日三服。

少阴病，得之二三日，仲景的意思是少阴病兼些许太阳表证，在初期症状还未显现的时候，用麻黄附子甘草汤治疗，微微发汗。附子温肾阳，麻黄发表，炙甘草调和上下，对证治疗里虚寒兼些许太阳表证。

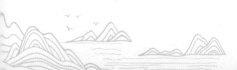

少阴病，得之二三日以上，心中烦，不得卧，黄连阿胶汤主之。（303）

黄连阿胶汤方

黄连四两，黄芩二两，芍药二两，鸡子黄二枚，阿胶三两 (一云三挺)。

上五味，以水六升，先煮三物，取二升，去滓，内胶烊尽，小冷内鸡子黄，搅令相得，温服七合，日三服。

401

少阴病，已经超过两三天了，出现少阴热化证，主要表现是睡不着觉，即心中烦，不得卧。用黄连阿胶汤治疗，其中鸡子黄、阿胶滋阴补血，黄连、黄芩降火，芍药敛阴，滋阴降火的药物组合适用于阴虚火旺。我们说人体从受精卵开始发育，神经系统和皮肤都发育于外胚层，心烦不得卧的症状，属于神经系统病，用阿胶即驴皮胶合适，鸡子黄对大脑有益。所以这首方剂主要是供应神经系统的物质基础的。我们知道，神经症

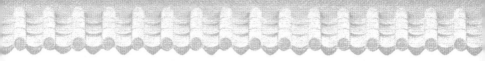

状心烦不得卧，属于虚性亢奋。所以补虚即可消除症状。我认为几乎所有疾病都是因为物质基础不足与机体功能需要之间产生了矛盾，所以激发出人体许多症状。这些激发出来的症状，往往是人体防御反射表现，是为了保护机体的，但是人的死因往往是自我保护反应过度。"生之徒十有三，死之徒十有三，而民生生，动皆之死地之十有三。何故也？以其生生也。"社会学上是这样，人体生理学也是这样。

少阴病，得之一二日，口中和，其背恶寒者，当灸之，附子汤主之。（304）

附子汤方

附子二枚（炮，去皮，破八片），茯苓三两，人参二两，白术四两，芍药三两。

上五味，以水八升，煮取三升，去滓，温服一升，日三服。

少阴病，身体痛，手足寒，骨节痛，脉沉者，附子汤主之。（305）

少阴病，得之一二日，提示病人处于疾病初期。口中和指没有口苦，说明里虚寒。其背恶寒者，说明在背部胸椎第三棘突到胸椎第七棘突这个地方，病人感觉怕冷。背心这个地方，应该说代表着心脏阳气，因为这块地方离心脏的体表投影区很近。少阴病里虚寒，心脏阳气衰弱，故而在心脏周围的背心部感觉怕冷，这是很自然的事。中医也经常在此处进行点穴，以振奋心脏阳气，提高心功能。所以，仲景说，此处当灸之，这

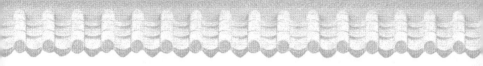

也是温心阳的办法。所用方药为附子汤。方中，茯苓向下，白术向上，人参补足中焦炉鼎火力，附子药量增多到两枚，加芍药缓和附子峻烈的性质。同时附子向上温，芍药向下降。两组上下配伍加人参补中气，使炉鼎内热起来，阴药、阳药调和可治少阴病。身体痛手足寒等，都可以治疗。

少阴病，下利便脓血者，桃花汤主之。（306）

桃花汤方

赤石脂一斤（一半全用，一半筛末），干姜一两，粳米一升。

上三味，以水七升，煮米令熟，去滓，温服七合，内赤石脂末方寸匕，日三服。若一服愈，余勿服。

少阴病，里虚寒，自然会下利。兼有便脓血，说明气虚不能固摄血液，是为虚寒下血。方用桃花汤，其中赤石脂酸涩温，收敛止血，干姜温里虚寒，粳米和胃。赤石脂为末直接服，可以发挥直接收敛止血的作用，开口服药物粉末直接收敛肠道内出血创面的先河。

> 少阴病，二三日至四五日，腹痛，小便不利，下利不止，便脓血者，桃花汤主之。（307）

少阴病，从二三日到四五日，腹痛，是因为里虚寒。有下利不止，有便脓血，是因虚寒便血。小便不利，是因为水液从大便而泻，故小便短少。虚寒便血应该用桃花汤治疗。

> 少阴病，下利便脓血者，可刺。
> （308）

　　前文已述，少阴病下利便脓血可用桃花汤。本条说可刺，可见这种便脓血，不是感染性的。因为一般细菌感染导致的下利便脓血，会伴有发热，而且针刺效果也不好。本条可刺，所选穴位一般为腰骶部。

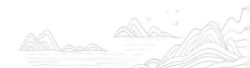

少阴病，吐利，手足逆冷，烦躁欲死者，吴茱萸汤主之。（309）

吴茱萸汤方

吴茱萸一升，人参二两，生姜六两 (切)，大枣十二枚 (擘)。

上四味，以水七升，煮取二升，去滓，温服七合，日三服。

吴茱萸汤是治疗肝胃虚寒的。吐利，手足逆冷，是里虚寒常见症状。烦躁欲死，说明肝寒较甚。生姜、人参、大枣是为暖胃，吴茱萸暖肝。

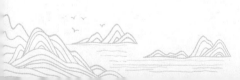

少阴病，下利咽痛，胸满心烦，猪肤汤主之。（310）

猪肤汤方

猪肤一斤。

上一味，以水一斗，煮取五升，去滓，加白蜜一升，白粉五合熬香，和令相得，温分六服。

少阴病，里虚寒，所以下利。下元虚寒，下半身血管紧缩，处于相对缺血状态，对应上半身血脉中会有较多血液淤积，所以上焦就会出现虚性亢奋状态。胸满、心烦都是这种虚性亢奋状态的表现。因为咽喉是三阴经所过之处，所以少阴虚寒会投射到咽喉处，上半身血脉中有偏多血液瘀积，寒凝血瘀，所以咽喉会出现喉核肿大和咽喉疼痛。这种咽喉肿痛是因为物质基础气血无法进入下半身，瘀积于上半身造成的。与感染造成的扁桃体发炎不同。

猪肤、白米粉和白蜜，味甘平，可滋养咽喉黏膜和肠道黏膜，属于一种黏膜保护剂。使用后咽喉痛和下利可愈。

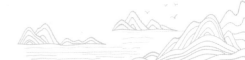

少阴病，二三日，咽痛者，可与甘草汤，不差，与桔梗汤。（311）

甘草汤方

甘草二两。

上一味，以水三升，煮取一升半，去滓，温服七合，日二服。

桔梗汤方

桔梗一两，甘草二两。

上二味，以水三升，煮取一升，去滓，温分再服。

本条论述了咽痛的两首方子。第一句提少阴病二三日，说明本条咽痛仍然是因下半身虚寒导致血液壅塞于上形成的咽喉肿痛，与感染导致的急性咽炎、扁桃体炎不同。生甘草清热解毒，调中和胃，一是对症治疗咽喉肿痛，二是协调上下半身的阳浮而阴弱的气血分布状态，故而有一定疗效。桔梗汤，在甘草汤的基础上增加了清热利咽的桔梗，也有一定效果。

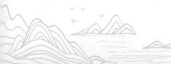

少阴病，咽中伤生疮，不能语言，声不出者，苦酒汤主之。（312）

苦酒汤方

半夏十四枚（洗，破如枣核），鸡子一枚（去黄，内上苦酒，着鸡子壳中）。

上二味，内半夏著苦酒中，以鸡子壳置刀环中，安火上，令三沸，去滓，少少含咽之，不差，更作三剂。

411

少阴病，下半身虚寒，气血分布少，导致上半身气血壅塞，咽喉部过度充血，生疮溃烂，不能语言出声。用苦酒汤含咽之。半夏具有调和阴阳的功效，可作为药物反应的催化剂。方中苦酒就是米醋，性温，可收敛生肌，鸡子白性寒，可保护黏膜收敛生肌止血。仍然是一寒一热药物配伍加半夏作催化剂调和阴阳。醋和鸡子白都可直接接触黏膜进行作用，因而疗效好。

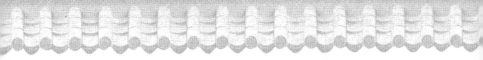

少阴病，咽中痛，半夏散及汤主之。（313）

半夏散及汤方

半夏（洗），桂枝（去皮），甘草（炙）。

上三味，等分。各别捣筛已，合治之，白饮和服方寸匕，日三服。若不能散服者，以水一升，煎七沸，内散两方寸匕，更煮三沸，下火令小冷，少少咽之。半夏有毒，不当散服。

本条少阴病，咽中痛。之前诸条已论述了多种治疗方法。本条用半夏散及汤，从方药组成看，是为治本之药。方中桂枝、甘草平降冲逆，使上半身壅塞的气血回到下半身，有助于温暖下元虚寒。

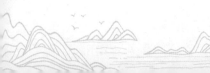

少阴病，下利，白通汤主之。（314）

白通汤方

葱白四茎，干姜一两，附子一枚（生，去皮，破八片）。

上三味，以水三升，煮取一升，去滓，分温再服。

少阴病，下利脉微者，与白通汤。利不止，厥逆无脉，干呕烦者，白通加猪胆汁汤主之。

服汤脉暴出者死，微续者生。（315）

白通加猪胆汁汤方

葱白四茎，干姜一两，附子一枚（生，去皮，破八片），人尿五合，猪胆汁一合。

上五味，以水三升，煮取一升，去滓，内胆汁、人尿，和令相得，分温再服。若无胆，亦可用。

少阴病下利，属于比较严重的虚寒，因此用白通汤。方中干姜、附子直接用，不加白芍缓和附子峻烈之性，但是加葱白

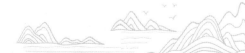

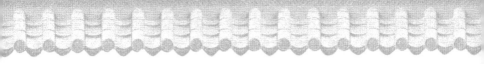

通阳气，是大辛大热之剂。后面提到脉微者，与白通汤。说明心脏功能虚弱到了极致，需要白通汤辛热通阳，将脉道鼓动起来。而给予了白通汤后，仍然下利不止，继续丢失津液阳气出现厥逆，就是虚到了极点，手脚冰凉，上半身却有心烦、干呕的阴阳离决之象，此时无脉，心脏射血已经很少了，阴枯阳竭，这种危急情况须用白通加猪胆汁汤。猪胆汁为肝之余气，也属于精华阴液，加人尿补充血容量。可收阳回脉起之效。

服用了白通加猪胆汁汤后，脉暴出，说明病人回光返照，因为刚抢救回来的病人绝不可能脉搏力量很强。这种虚性亢奋状态需要消耗很多能量，在病人接近死亡的时候，如此大量耗能，结果只能是死。如果脉搏微微接续，说明尚有生机。

少阴病，二三日不已，至四五日，腹痛，小便不利，四肢沉重疼痛，自下利者，此为有水气，其人或咳，或小便利，或下利，或呕者，真武汤主之。（316）

真武汤方

茯苓三两，芍药三两，白术二两，生姜三两（切），附子一枚（炮，去皮，破八片）。

上五味，以水八升，煮取三升，去滓，温服七合，日三服。若咳者，加五味子半升，细辛一两，干姜一两；若小便利者，去茯苓；若下利者，去芍药，加干姜二两；若呕者，去附子，加生姜，足前为半斤。

本条论述了真武汤证。生活中有很多人属于真武汤证，也就是阳虚水泛证。条文中提到腹痛、小便不利、自下利、四肢沉重，这些都是肾阳虚水湿内停的表现。前面太阳病篇提到的振振欲扑地的症状，也是真武汤证候。实际上，肾阳虚后，机

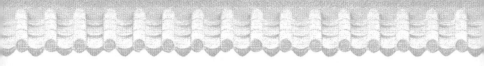

体防御反射机制启动，会出现虚性亢奋状态，但是这种虚性亢奋状态也是要消耗一定的资源和能量的，这就无疑加重了机体的物质基础不足与需求过多的矛盾。同时，水湿内停，导致物质基础更加不足。机体的一部分物质基础变成了水湿，属无法利用的物质，因此机体就更加缺乏物质基础，故用真武汤补肾阳，化水湿。

少阴病，下利清谷，里寒外热，手足厥逆，脉微欲绝，身反不恶寒，其人面色赤，或腹痛，或干呕，或咽痛，或利止脉不出者，通脉四逆汤主之。（317）

通脉四逆汤方

甘草二两 (炙)，附子大者一枚 (生用，去皮，破八片)，干姜三两 (强人可四两)。

417

上三味，以水三升，煮取一升二合，去滓，分温再服，其脉即出者愈。面色赤者，加葱九茎；腹中痛者，去葱，加芍药二两；呕者，加生姜二两；咽痛者，去芍药，加桔梗一两；利止脉不出者，去桔梗，加人参二两。病皆与方相应者，乃服之。

少阴病，里虚寒，真阳外越，病人处于危机状态时，会出现本条所述症状。下利清谷，为胃肠功能虚寒，腹泻不消化食物。里寒外热，手足厥逆，说明阴阳气不相顺接，虚阳外越，

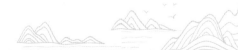

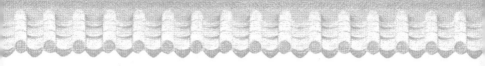

阳气将脱。脉微欲绝，说明心脏已经没有动力鼓动血脉了。身反不虚寒，其人面色赤，说明虚阳浮越，是为假热，是以机体内部热量衰竭为代价的外部假象。利止脉不出，指阴液已经耗竭，下无可下，血容量不足，脉搏跳动已经摸不出。此时，用大剂量的干姜、附子，加炙甘草救治，叫作通脉四逆汤。

少阴病，四逆，其人或咳，或悸，或小便不利，或腹中痛，或泄利下重者，四逆散主之。（318）

四逆散方

甘草（炙）、枳实（破，水渍，炙干）、柴胡、芍药。

上四味，各十分，捣筛，白饮和服方寸匕，日三服。咳者，加五味子、干姜各五分，并主下利；悸者，加桂枝五分；小便不利者，加茯苓五分；腹中痛者，加附子一枚，炮令坼（chè，音彻）；泄利下重者，先以水五升煮薤白三升。煮取三升，去滓，以散三方寸匕内汤中，煮取一升半，分温再服。

四逆散这个方子，是治疗阴阳气不相顺接的，不涉及里虚寒，所以本条所述症状中的四逆，也必定是轻微的。我们说阴阳气不顺接，就是阴阳不和，必定是阳浮而阴弱。所以，咳、悸是阳浮，气向上冲；小便不利、腹痛、泄利下重是阴弱。因而，四逆散中用柴胡升散，芍药、枳实向下，甘草调和阴阳。

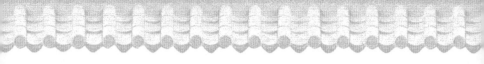

少阴病，下利六七日，咳而呕渴，心烦不得眠者，猪苓汤主之。（319）

猪苓汤方

猪苓（去皮）、茯苓、阿胶、泽泻、滑石各一两。

上五味，以水四升，先煮四物，取二升，去滓，内阿胶烊尽，温服七合，日三服。

少阴病，下利六七天，足见丢失津液之多。心烦不得眠，与少阴病但欲寐不同，可见这里是少阴热化证。口渴是因丢失津液过多，加之内热，饮水自救。咳和呕，都表明有气机向上向外的趋势，说明内热上攻。从猪苓汤方药组成看，还有小便不利的症状。因为下利六七日不止，丢失水液过多，故而小便不利。

用猪苓汤清热滋阴利小便。猪苓、茯苓、泽泻、滑石都是向下通利小便的，加一味阿胶滋阴。

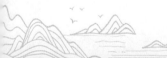

少阴病，得之二三日，口燥咽干者，急下之，宜大承气汤。（320）

这是少阴三急下的第一条。少阴病，得之二三日，应该口中和，此时却口燥、咽干，说明里虚寒证转热化，成为阳明腑实。少阴病邪归入阳明，说明机体防御反射较强，能把少阴病邪外托，归入阳明腑实。这样，利用排泄的防御反射，就可愈病。目前病邪结聚在肠道内，与宿食搏结成为有形实邪，消耗津液，故顺势急下，用大承气汤，一泻而安。

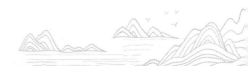

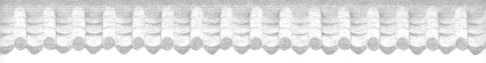

> 少阴病，自利清水，色纯青，心下必痛，口干燥者，可下之，宜大承气汤。（321）

这是少阴病三急下的第二条。少阴病，机体防御反射将三阴病邪托出，归入阳明腑实。有形实邪结聚在肠道内，则心下必痛；有形实邪消耗津液，则口干燥。此时，肠道内有燥屎内停，仅粪水能流出，所以见到自利清水，色纯青。此时，可用大承气汤攻下燥屎粪块，则少阴病愈。

> 少阴病，六七日，腹胀不大便者，
> 急下之，宜大承气汤。（322）

少阴病，六七日，随着饮食的不断摄入，病人一直不大便，并出现腹胀。肠道本身就是一个垃圾场，根据同类相附的原理，机体内的病理产物会在血液循环流经积便附近时被吸附到积便之中。因此，积便日久，吸附毒素多了，排出时会臭秽难闻。少阴病邪也被吸附到肠道积便之中，说明不大便是机体防御反射机制能力较强的缘故。所以如果出现少阴下利，则表明少阴病邪无法被外托至阳明腑实，失去通便病解的机会。目前，病人六七天腹胀不大便，应急下之，用大承气汤。

少阴病，脉沉者，急温之，宜四逆汤。（323）

四逆汤方

甘草二两（炙），干姜一两半，附子一枚（生用，去皮，破八片）。

上三味，以水三升，煮取一升二合，去滓，分温再服。强人可大附子一枚，干姜三两。

少阴病，里虚寒，自然会出现脉沉，这时要急温阳，用四逆汤。干姜、附子温暖脾肾；炙甘草缓解干姜、附子峻烈之性，调和中焦。

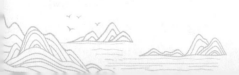

少阴病，饮食入口则吐，心中温温欲吐，复不能吐，始得之，手足寒，脉弦迟者，此胸中实，不可下也，当吐之。若膈上有寒饮，干呕者，不可吐也，当温之，宜四逆汤。（324）

少阴病初期，手足寒，脉弦迟，主内有寒饮。然而，饮食入口则吐，说明胸中有实邪寒饮，此时病位较高，不能逆病机趋势攻下，当顺势涌吐。

条文后一句说，若膈上有寒饮，则具体部位在膈上，说明病位应该为肺底。寒饮部位较深，不可用涌吐的方法，肺内有寒饮，当温之，用四逆汤。

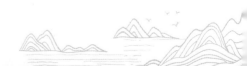

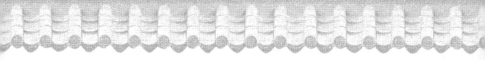

> 少阴病，下利，脉微涩，呕而汗出，必数更衣，反少者，当温其上，灸之。（325）

少阴病，里虚寒，自然会出现下利。脉微涩，不是脉稍微有点涩，是脉微且涩。脉微为阳虚，脉涩是血液不足。呕和汗出是气机向上向外走行引起的，也就是少阴病下元虚寒，人体不能固摄精气于下焦，气无故向上向外耗散。此种情况下，必定大便次数多，所以叫数更衣。如果反而不大便的，应该是阳虚阴竭，下无可下。此时，如果灸其下，很可能继续伤阴，故而说温其上，灸之。

辨厥阴病脉证并治

厥利呕哕附

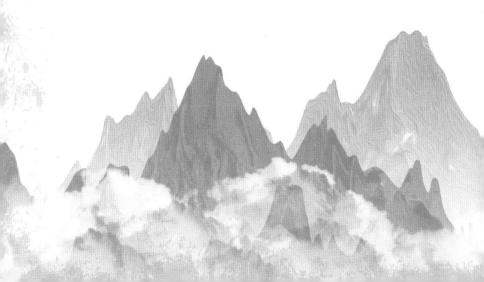

> 　　厥阴之为病，消渴，气上撞心，心中疼热，饥而不欲食，食则吐蚘。下之利不止。（326）

　　厥阴之为病，寒热错杂的为多。一般寒热错杂的病机都是上热下寒。我们看，消渴，就是上热，因热而为渴。气上撞心，就是气向上撞，热气一般都是向上升的，所以气上撞心也是上热。心中疼热，心中表病位较高，疼热因上热所致。饥而不欲食，知饥，说明胃中有火力。不欲食，说明脾虚消化能力差。所以知饥不欲食，是胃热脾寒，仍然属于上热下寒。食则吐蚘，一旦食物进入胃中，肠道中的蚘虫闻到食物的味道就会上窜而引起病人吐蚘。小肠内有蚘虫，也是造成小肠功能差不欲食的原因。如果对脾寒的人进行攻下，必然导致下利不止。

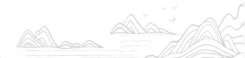

> 厥阴中风，脉微浮为欲愈，不浮
> 为未愈。（327）

厥阴中风，厥阴为阴气将尽，兼中风外感。脉微浮，也就是脉搏微微，和缓有力。这种脉，按上以后，会觉得有一股微弱和缓的浮起之象，并不会因为医者手指下按而被压瘪，所以是和缓有力，说明心脏射血较为有力，为欲愈。在厥阴阶段，脉不浮，阴气将尽，说明脉象痿软无力，所以叫未愈。

厥阴病欲解时，从丑至卯上。(328)

厥阴病阶段，是阴气将尽阶段，此时或者阴尽，或者阳生，如果欲解，那就是阳生。从凌晨一时到清晨七时是厥阴病欲解之时。

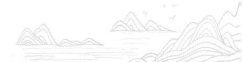

厥阴病，渴欲饮水者，少少与之愈。（329）

厥阴病，阴尽阳生，所以见渴欲饮水。但是此时，阳气刚刚生起，还很稚嫩，禁不住水寒之气，所以要少少与之，也就是小口频服。如果大口喝凉水，会使阴寒之气加重，引起腹痛、便溏等症状。《伤寒论》里论饮水有两种喝法，一个是清热，凉水小口频服；一个是温阳，温开水大口顿服，甚至要达到微微汗出，这叫多饮暖水汗出愈。

　　诸四逆厥者，不可下之，虚家亦然。（330）

　　诸四逆厥者，就是各种四肢逆冷的病人，这种病人，四肢末端手足三阴三阳经交界处微循环很差，毛细血管闭阻。阴阳交界谓之中，中虚则禁不住攻下，所以说不可下之。可以这样说，四肢逆冷的人，就是虚家。

伤寒先厥，后发热而利者，必自止，见厥复利。(331)

伤寒厥阴病，后发热，是阴尽阳生，阳复所以会发热。阳复，则阴寒利止，所以叫利者必自止。如果又见四肢厥冷，是阴寒之气加重，就会再次下利。

伤寒始发热六日，厥反九日而利。凡厥利者，当不能食，今反能食者，恐为除中。食以索饼，不发热者，知胃气尚在，必愈，恐暴热来出而复去也。后日脉之，其热续在者，期之旦日夜半愈。所以然者，本发热六日，厥反九日，复发热三日，并前六日，亦为九日，与厥相应，故期之旦日夜半愈。后三日脉之，而脉数，其热不罢者，此为热气有余，必发痈脓也。（332）

　　厥阴阶段厥热胜复，发热六日，若厥冷六日，则阴阳自和必自愈。目前发热六日，厥冷九日，说明阴寒之气重于阳复之气，所以必利。厥冷加下利，说明虚寒重，当不能食。如果反见到有食欲，结合厥冷下利，要考虑有可能是除中，就是中焦脾胃气绝，而出现的回光返照。此时可以试着喂病人一些索饼，有的注家将索饼翻译成面条一类的食物，可从之。吃了索饼以后，如果不见发热，就不是虚阳外越，说明胃气尚在，是

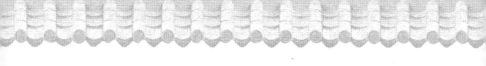

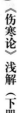

佳象，所以说必愈。如果出现暴热，说明脾胃气绝，虚阳浮越于外，是回光返照的现象。这种像是阳复的热象必定不能持久，恐暴热来出而复去也。假热不能持久，因为很快人就会油尽灯枯了。但是也有一种不是除中的阳热来复现象，那就是后日脉之，饲以索饼后，过一天再来观察，发热仍在，说明是阳复发热。那么根据天数计算，刚开始发热六日，然后厥冷九日，如今如果再继续发热三日，那么冷热天数相等时，能达到阴阳平衡，能够病愈。如果继续发热三日后，其热不罢，仲景说，此为热气有余，也就是阳复太过了，阳热盛，则必发痈脓。

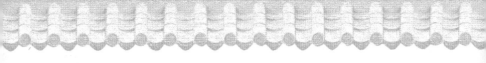

> 　　伤寒脉迟六七日，而反与黄芩汤彻其热。脉迟为寒，今与黄芩汤，复除其热，腹中应冷，当不能食，今反能食，此名除中，必死。（333）

　　本条，伤寒脉迟六七日，脉迟为虚寒，而且持续六七日了，可见虚寒较严重，所以与黄芩汤欲彻其热曰反。仲景说，脉迟为寒，与黄芩汤后，反除其热，腹中应冷，脾胃虚寒，当不能食。目前反而能食，越虚寒越能食，必定是假象，名曰除中，回光返照，必死。

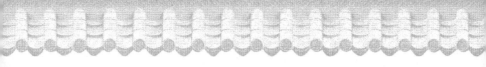

伤寒先厥后发热，下利必自止，而反汗出，咽中痛者，其喉为痹。发热无汗，而利必自止，若不止，必便脓血，便脓血者，其喉不痹。（334）

438

伤寒厥阴病阶段，先厥冷后发热，是阴尽阳复。既然阳复，那么虚寒下利必自止。如果阳复太过，则会汗出，出现喉痹、咽痛。如果阳复，导致发热无汗，则虚寒下利必自止。如果利下不止，那么必定是热破血络引起的便脓血。便脓血者，热气从下而泄，则不会向上引发喉痹。

> 伤寒一二日至四五日厥者，必发热，前热者后必厥，厥深者热亦深，厥微者热亦微。厥应下之，而反发汗者，必口伤烂赤。（335）

伤寒一二日至四五日，到了厥阴阶段，出现厥热胜复，所以，先厥后发热是必然的，叫作前热者后必厥。厥冷程度重，阳复也厉害，这叫厥深热亦深。这里提到一个复气的概念，复气是中国古人发现的天道规律。古人观察到，日出必有日落，日出多高，日落多深，春去秋来，无论夏天多么炎热，冬天必然寒冷。但冬天再寒冷，也必将被炎热的夏天所代替，这就是复气的规律。复气的规律用在厥阴病厥热胜复阶段，必然是厥后必热，热后必厥，厥深热深，厥微热微。厥应下之，应该是厥后热复应下之，如果阳复后内热反辛温发汗，必然伤阴助热，口伤烂赤。

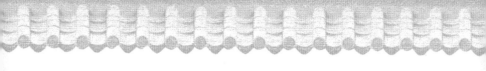

> 伤寒病，厥五日，热亦五日，设六日当复厥，不厥者自愈。厥终不过五日，以热五日，故知自愈。（336）

　　此条提示厥热相等，阴阳自和必自愈。仍然是前文论述过的复气概念，所以，厥五日，热五日，到了厥热平衡的拐点时，要不就继续厥冷，要不就自愈。后文提示，厥五日，热五日，阴阳平衡，故知自愈。

> 凡厥者，阴阳气不相顺接，便为
> 厥。厥者，手足逆冷者是也。（337）

　　本条解释何为厥。仲景说，阴阳气不相顺接就是厥。什么是阴阳气相顺接呢？那自然是上寒下热，阳不浮阴不弱。那么阴阳气不相顺接，自然就是上热下寒，阳浮而阴弱了。阴阳不和，就是上下关系没搞好。那么阴阳不和的厥，表现就是手足逆冷。所谓阴阳不和，那就是阴阳两极之间的中没有发挥好调节阴阳相济的本领，说明中所拥有的能量和物质基础虚了。前文说过，四肢末端是诸阳之本，四肢末端微循环毛细血管长度加起来几万公里长，如果手足逆冷，必定是手足三阴三阳经交界处的四肢末端能量、物质基础不足。

伤寒脉微而厥，至七八日肤冷，其人躁无暂安时者，此为脏厥，非蚘厥也。蚘厥者，其人当吐蚘。今病者静，而复时烦者，此为脏寒。蚘上入其膈，故烦，须臾复止，得食而呕，又烦者，蛔闻食臭出，其人常自吐蚘。蚘厥者，乌梅丸主之。又主久利。（338）

乌梅丸方

乌梅三百枚，细辛六两，干姜十两，黄连十六两，当归四两，附子六两（炮，去皮），蜀椒四两（出汗），桂枝六两（去皮），人参六两，黄柏六两。

上十味，异捣筛，合治之，以苦酒渍乌梅一宿，去核，蒸之五斗米下，饭熟捣成泥，和药令相得，内臼中，与蜜杵二千下，丸如梧桐子大，先食饮服十丸，日三服，稍加至二十丸，禁生冷滑物臭食等。

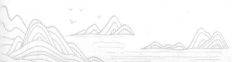

伤寒，脉微而厥。脉搏微弱，即阳虚，厥是手足逆冷，阳虚则寒，故手足逆冷，仲景说了，这叫脏厥，就是里虚寒。脏厥里虚寒，机体为了解决物质基础不够、能量不足与机体生存所需之间的矛盾，启动了防御反射机制，让机体躁无暂安时，就是让机体兴奋起来，呈虚性亢奋状态，以便在大自然中能够快速摄取到食物和热量，补充所需。反过来也证明了机体里虚寒的严重程度。

仲景接着说，除了脏厥还有蛔厥。蛔虫导致的厥逆，有吐蛔现象。紧接着说今病者静，说明蛔虫安静潜伏不动时，病人暂时无症状表现。而复时烦者，是因为蛔虫消耗了肠道内的营养，造成小肠虚寒，蛔虫因躲避寒冷，上窜入消化道，引起病人烦躁。须臾又止，蛔虫不动了，烦躁立刻消失，这是蛔虫病的特征。小肠虚寒，消化能力弱，故得食而呕，因为蛔虫闻到食物的味道，上蹿，所以又出现烦，烦是机体欲将蛔虫驱逐的防御反射反应，所以可能出现吐蛔。

蛔厥可以用乌梅丸，久利也可用乌梅丸。从乌梅丸的方药组成看，热药为干姜、桂枝、附子、细辛、蜀椒，寒药有黄连、黄柏，加热中焦炼丹炉的有人参，外加当归活血，乌梅属于酸收之品。乌梅收敛、当归活血，两味药在此方中充当调和寒药热药的催化剂。

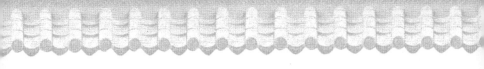

> 伤寒，热少微厥，指头寒，嘿嘿不欲食，烦躁，数日小便利，色白者，此热除也，欲得食，其病为愈。若厥而呕，胸胁烦满者，其后必便血。（339）

　　伤寒厥阴病阶段热少厥亦微，仅仅指头寒，说明厥冷的程度微弱。嘿嘿不欲食是下寒，烦躁是上热。如此症状，持续了数日，小便通利了，小便色白，说明上热消除，上热既除，下寒也便好转，不然小便不会通利。下寒好转所以欲得食。上热下寒好了以后，叫作其病为愈。还有一种可能，数日后，仍然有上热下寒，那么厥冷加呕吐就是下寒，胸胁烦满者是上热。下越寒，血液物质基础越下不去，上就越热，那么其后必便血。前文说过，胃中有燥屎五六枚，说明胃热属于上热，所以大便下血，由上热引发。

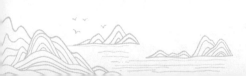

病者手足厥冷，言我不结胸，小腹满，按之痛者，此冷结在膀胱关元也。(340)

病者手足厥冷。言我不结胸，意思是病人胸部没有痛苦症状。紧接着说小腹满、按之痛，说明里虚寒在下焦小腹部，所以说此冷结在膀胱关元。小腹虚寒，人体防御反射驱使机体聚结一些物质，营养和病理物质都汇聚于小腹补虚，所以小腹会有满胀的症状表现。按之痛，疼痛是人体的一种防御反射表现，会让人体对病邪产生调节反应。

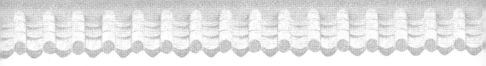

> 伤寒，发热四日，厥反三日，复热四日，厥少热多者，其病当愈。四日至七日，热不除者，必便脓血。（341）

伤寒，发热四日，厥冷三日，再接着热四日，发热的日子比厥冷多，说明阳气来复，其病当愈。本来发热到第四天为止，第五到七天应该是厥冷的时候，但实际情况是热不退，说明阳复过度，会导致便脓血。

　　伤寒厥四日，热反三日，复厥五日，其病为进。寒多热少，阳气退，故为进也。（342）

　　伤寒厥阴病阶段，厥冷四日，接着发热三日，又厥冷五日，这是里虚寒加重，阳气渐弱的表现，所以说其病为进。仲景说，阴寒多阳热少，阳气衰弱，所以病情进一步发展。

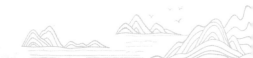

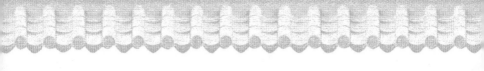

伤寒六七日，脉微，手足厥冷，烦躁，灸厥阴，厥不还者，死。（343）

伤寒六七日，到了厥阴阶段。脉微，说明心脏动力虚弱，脉搏无力且脉形细微。手足厥冷，是内脏虚寒。烦躁，前文多次提过，除了实热引起的烦躁，也可以有由虚导致的烦躁。一般灸厥阴，应该是灸足厥阴肝经，如果灸手厥阴心包经，恐导致阳浮而阴弱。灸之后，阳气仍然没有恢复，表现为手足厥冷不恢复，仲景认为是死症。

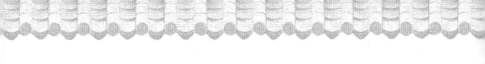

> 伤寒发热，下利厥逆，躁不得卧者，死。（344）

本条所述，伤寒发热，有可能是三阳病，也有可能是三阴病。结合后面的症状，下利，厥逆，可确定是三阴虚寒下利。躁不得卧，表处于虚性亢奋状态，有的注家重点在烦或者躁字上区分是不是死症，我认为有些过于教条化。下利不止，四肢末端厥冷不退，躁不得卧，继续消耗能量，故说必死。

　　伤寒发热，下利至甚，厥不止者，死。（345）

　　伤寒发热，兼下利严重，说明下利次数多，已经没有粪质，下利之物是肠道内液体，包括消化液等精华。人体丢失津液无度，经不起消耗，手足厥冷表示物质基础和功能都差，故说死。

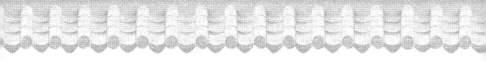

> 伤寒六七日不利，便发热而利，其人汗出不止者，死。有阴无阳故也。（346）

本条首提伤寒六七日，这是一个病情要么加重要么好转的关口。不利，说明病情有可能向好转方向发展。但是后面产生了变化，便发热而利。这种发热，是虚阳浮越，属于假热，利下不止，说明里真虚寒。因阳气虚寒，不能固摄，病人汗出不止，此时，病人从下利不止和汗出不止的两个途径同时丢失津液，经不起消耗，故说死。仲景点明了本条病机，有阴无阳。也就是纯虚寒证，表明前面说的发热而利是假热。

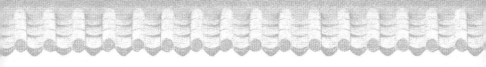

　　伤寒五六日，不结胸，腹濡，脉虚复厥者，不可下，此亡血，下之死。（347）

　　伤寒五六日，快到了病情转折的关口。不结胸，表上焦无邪气。腹濡，是按腹部的时候，感觉非常虚软，腹壁肌肉松弛，弹性差，也就是腹部营养供应不良的表现。脉虚，说明机体物质基础不足，脉形软弱无力，脉道不充实。此时又加上四肢逆冷，仲景说，这种虚人不能用攻下法，因为上述表现说明病人有失血，血容量不够，如果用攻下，再从肠道丢失津液，那就会导致死亡。

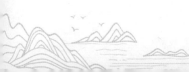

发热而厥，七日下利者，为难治。
（348）

有发热，同时有四肢厥冷，说明病机是阳浮而阴弱，也就是上热下寒。七日，前面条文有阳数七阴数六的说法，说明七日代表病在阳而同时发生下利，病情由阳入阴。下利兼有四肢厥冷，加上虚性亢奋状态所致的发热，所以阳浮而阴弱。自身本可以将浮阳引火归原使阴不弱，但是此时偏偏下利，使阴弱更重，所以说难治。

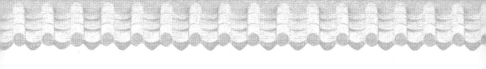

伤寒脉促，手足厥逆，可灸之。（349）

454

伤寒脉促，是一种脉搏从表面上看很有力，但是重按无根的脉象，说明病机还是阳浮而阴弱。手足厥冷，仲景说可以用艾灸治疗，一般灸关元、气海、神阙，固元气，使阴不弱，则阳不浮。

伤寒脉滑而厥者，里有热，白虎汤主之。（350）

　　伤寒脉滑，主里有热，加之四肢厥冷，说明四肢末端的血液物质基础被抽调去了身体内部抗击热邪。总的来说，内热盛，四肢厥冷不是主要矛盾，所以可以用白虎汤。

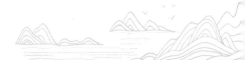

手足厥寒，脉细欲绝者，当归四逆汤主之。（351）

当归四逆汤方

当归三两，桂枝三两（去皮），芍药三两，细辛三两，甘草二两（炙），通草二两，大枣二十五枚（擘，一法，十二枚）。

上七味，以水八升，煮取三升，去滓，温服一升，日三服。

本条用当归四逆汤治疗手足厥冷冰凉、脉细欲绝者，说明病人肢体阳气和血脉几乎都不通。

当归四逆汤以桂枝汤为基础，用桂枝配芍药、大枣和炙甘草加热炉鼎，加上细辛温阳通脉，为阳药、热药。同时当归与通草配合，当归补血，通草通利经脉水液，两药相配补血活血力量更好，为阴药、补血的药。组方规律仍然是一阴一阳。

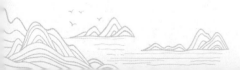

若其人内有久寒者，宜当归四逆加吴茱萸生姜汤。(352)

当归四逆加吴茱萸生姜汤方

当归三两，芍药三两，甘草二两 (炙)，通草二两，桂枝三两 (去皮)，细辛三两，生姜半斤 (切)，吴茱萸二升，大枣二十五枚 (擘)。

上九味，以水六升，清酒六升和，煮取五升，去滓，温分五服。(一方水酒各四升)。

上条的当归四逆汤证中，如果加上病人里虚寒日久，腹腔内脏腑功能就会虚弱，而相应肢体也会发凉，肌肉萎废不用。此类病人，应在当归四逆汤基础上加吴茱萸、生姜，温暖内脏之寒。

大汗出，热不去，内拘急，四肢疼，又下利厥逆而恶寒者，四逆汤主之。（353）

此条说大汗出，意思就是过度发汗，导致亡阳。临床上往往会见到持续高热的病人，突然身体发凉，转为休克，意思就是人体脏腑功能持续高度消耗能量和物质基础，到了一定程度，就会转为阳虚阴竭的虚弱状态。过度发汗，热不去，说明是内有真寒，外有虚阳浮越的假热。内拘急，指腹腔内脏网膜挛缩疼痛，这是寒主收引的表现。四肢疼，内部虚寒特甚，四肢血液皆被调集去体内救援，所以四肢缺血疼痛。又下利厥逆而恶寒，一派虚寒真象已经暴露无遗。此时直接补阴则病人机体不能消化，要直接补阳气，用四逆汤。

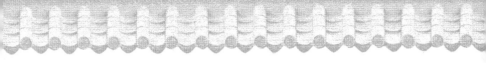

　　大汗，若大下利，而厥冷者，四逆汤主之。（354）

　　大汗，表汗出导致津液丢失并损伤阳气。因为心脏要鼓动阳气提高功能才能使人体发汗，所以发汗后，病人一般都要经过相对虚弱、休养生息、补充液体矿物质的阶段。如今大汗，就是过度出汗，损伤阳气和津液是肯定的。后面出现症状，大下利，就是腹泻无度，说明津液同时从肠道丢失，损伤了脾胃阳气，所以后面有厥冷症状。此时，要用四逆汤，温阳固脱，使阳气旺盛，不再继续从汗出和下利途径丢失阴液，则疾病可能会好转。

病人手足厥冷，脉乍紧者，邪结在胸中，心下满而烦，饥不能食者，病在胸中，当须吐之，宜瓜蒂散。（355）

瓜蒂散方

瓜蒂、赤小豆。

上二味，各等分，异捣筛，合内白中，更治之，别以香豉一合，用热汤七合，煮作稀糜，去滓，取汁和散一钱匕，温顿服之。不吐者，少少加，得快吐乃止。诸亡血虚家，不可与瓜蒂散。

本条明确说，病在胸中，所以手足厥冷加上脉有时突然有紧的表现，是因胸中痰水邪气阻碍了阳气的布散，也可以理解为机体的抵抗力或者说气血津液等物质基础都被调集去了胸中邪气所在的部位，所以四肢末端缺少气血分布，故而厥冷。脉乍紧，是胸中阳气和痰水邪气相斗争的表现。痰水实邪聚集于胸中，受重力影响，心下部位受压故满而烦。饥而不能食，说明邪气不在脾胃中，所以病人知道饥饿。但是痰水实邪聚集于胸中，故而食不下。病在胸中，当须吐之，用瓜蒂散。

　　伤寒厥而心下悸，宜先治水，当服茯苓甘草汤，却治其厥；不尔，水渍入胃，必作利也。（356）

　　茯苓甘草汤方

　　茯苓二两，甘草一两 (炙)，生姜三两 (切)，桂枝二两 (去皮)。

　　上四味，以水四升，煮取二升，去滓，分温三服。

　　伤寒厥阴病阶段，有手足厥冷，同时有心下悸，一般《伤寒论》里提到心下悸，都表心下有水气。此时仲景提出，先治水，再治厥。心下有水气，服茯苓甘草汤。如果先治厥，那么，厥为阳浮而阴弱，阴阳气不相顺接。治厥必然清上温下。下半身阴弱要温，小肠虚寒得温，水湿不会流入小肠。上半身阳浮被清解，水湿流入大肠，也就是胃，所以说必作利也。这里说明一下，中医的脾，大致和小肠功能差不多，居下，中医的胃，也包括西医的大肠，居上。所以阳浮而阴弱，可以理解成胃强脾弱，也可以说是上热下寒。

伤寒六七日，大下后，寸脉沉而迟，手足厥逆，下部脉不至，喉咽不利，唾脓血，泄利不止者，为难治，麻黄升麻汤主之。（357）

麻黄升麻汤方

麻黄二两半 _(去节)，升麻一两一分，当归一两一分，知母十八铢，黄芩十八铢，葳蕤十八铢 _(一作菖蒲)，芍药六铢，天门冬六铢 _(去心)，桂枝六铢 _(去皮)，茯苓六铢，甘草六铢 _(炙)，石膏六铢 _(碎，绵裹)，白术六铢，干姜六铢。

上十四味，以水一斗，先煮麻黄一两沸，去上沫，内诸药，煮取三升，去滓，分温三服，相去如炊三斗米顷令尽，汗出愈。

历来注家都将麻黄升麻汤归入方药凌乱而效果神奇的一类方子中，同时认为本条所叙述的症状也很凌乱。我们看症状，

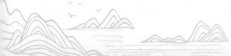

伤寒六七日，也就是感冒六七天，正是病情好转或者加重的关口。大下后，必定会从肠道损失很多津液及消化液精华，肠道功能随着体液丢失而下降，也就是阴损阳伤。寸脉沉迟，虽然较难理解，但是《伤寒论》一开始就概括了几乎所有疾病的病机，那就是阳浮而阴弱，即所谓阴阳不和、上热下寒、上实下虚。所以寸脉沉迟，应该理解为上实、上热、阳浮。所以后面有喉咽不利、唾脓血，也就是上热，俗称上火了。那么下虚、下寒、阴弱呢？本条描述的症状里有手足厥逆、泄利不止、下部脉不至，都是下虚。上面有热，咽疼、吐脓血，下面还虚寒泄利不止，故而难治。

我们看看麻黄升麻汤的药物组成。麻黄、桂枝、黄芩、芍药，寒热相配，治疗上焦；石膏、知母、升麻、玉竹、天门冬、干姜，寒热相配，治疗中焦。茯苓、白术入中焦，健脾利水，与玉竹、天门冬相配一利水一滋阴。最后加当归活血，意在通行诸药的药势。从组方看，上焦、中焦药都是寒热相配，最后达到上热得清、下寒得温的效果。

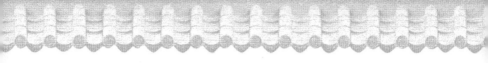

> 伤寒四五日，腹中痛，若转气下趣少腹者，此欲自利也。（358）

伤寒四五日，疾病有加重的趋势。腹中痛，这是小肠也就是脐周或者少腹疼痛，可引起人体神经体液调节反应，聚集气血以补虚。病人会感觉到气向下到了少腹部。水随气行，小肠受到刺激，肠壁分泌大量液体，流入大肠，这就引起了稀水便。人体腹部内脏把液体下流感觉成了有气下趋于少腹。既然大量液体顺肠道下行，那么，此欲自利是自然的。

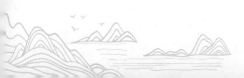

伤寒本自寒下，医复吐下之，寒格更逆吐下，若食入口即吐，干姜黄芩黄连人参汤主之。（359）

干姜黄芩黄连人参汤方

干姜、黄芩、黄连、人参各三两。

上四味，以水六升，煮取二升，去滓，分温再服。

病本来自寒性腹泻，现在医生再次用吐下法，更加重了人体阴虚阳弱，因而出现了阴阳气不相顺接，症状表现为手足厥逆，上吐下泻，食物入口即吐。人体对于连续攻伐导致的严重虚损产生了防御反射，此时的寒格，就是上阳下阴，不能交通，是阳浮而阴弱的极端表现，也是防御反射机制中的排泄。机体力图将病邪排出体外，所以食物入口即吐。那么时时下利自不必说了。

此种极端程度的阳浮而阴弱，也需要清上温下，恢复阴阳平衡。所以，我们看干姜黄芩黄连人参汤里的四味药，干姜治疗下寒；黄芩、黄连清上热；人参进行中焦脾胃炼丹炉的加热，以便使寒热药在腹中阴阳相济。本方没有加催化剂半夏，想来是因为寒格的原因，食物入口即吐，所以用类似热药寒服或者寒药热服的反佐方法，就不需要用半夏调和阴阳了。

下利，有微热而渴，脉弱者，今自愈。（360）

下利，本来是里虚寒，现在有微热而渴，说明阳气来复，故有微热。口渴说明机体代谢已经有所恢复，运转起来了，所以会有口渴，意图饮水自救。脉弱，符合虚寒下利的症状。既然机体阳气来复，代谢开始恢复运转，那么作出今自愈的判断就是自然的了。

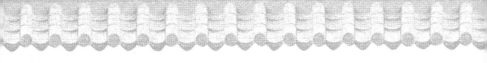

下利，脉数，有微热汗出，今自愈，设复紧为未解。（361）

虚寒下利后，脉搏变数，有微热汗出，这些明显是心脏功能增强的表现。心力转强，心脏搏出量增加，血脉阳气蒸腾向外，所以体表微热汗出，脉数。那么自然可以说今自愈。如果脉又转为紧脉，说明寒象加重，又复归于里虚寒，所以叫作未解。

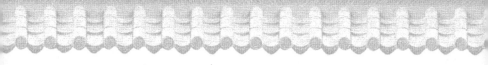

> 下利，手足厥冷，无脉者，灸之不温，若脉不还，反微喘者，死。少阴负趺阳者，为顺也。（362）

下利，手足厥冷，当属虚寒。无脉者，心脏虚寒，搏动无力，所以无脉。艾灸温阳，脉不见好转，反而微喘，说明肺部的气充满，因为喘证都是呼气性呼吸困难，也就是肺内气体过多，呼不出去，如此一来，就又归于阳浮而阴弱的病机，上实下虚。而且这种上实，是以下焦元气耗竭为代价的，所以说，死。如果是少阴脉，一般是太溪处脉搏弱于趺阳脉，那么就是有胃气，有生机。反之，太溪脉强于趺阳脉，那是水反侮土，为逆。

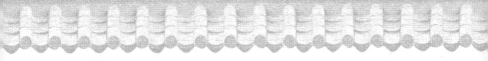

> 下利，寸脉反浮数，尺中自涩者，必清脓血。（363）

　　虚寒下利，寸脉反而浮数，说明阳浮，尺中涩，说明肾中精气不足，所以尺部脉搏不流利。归因病机还是阳浮而阴弱，阴阳不和，上实下虚，上热下寒。既然上热有了，那么心火下移小肠，胃火下移大肠，则必便脓血。

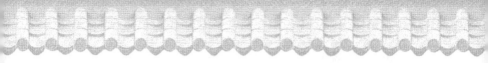

下利清谷，不可攻表，汗出必胀满。（364）

下利清谷，自然是里虚寒。前面条文已经说过了，里虚寒当先温里，故本条再次说不可攻表，如果发汗，必定使里虚加重。过度发汗是要亡阳的，也就是人体功能亢奋过后必然引起功能低迷。所以强行发汗，里虚加重，人体启动防御反射机制，聚集一些物质到腹部补虚，就会出现腹胀满。

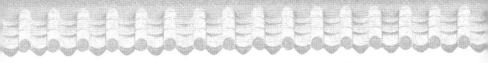

下利，脉沉弦者，下重也；脉大者为未止；脉微弱数者，为欲自止，虽发热，不死。（365）

下利，脉沉弦，说明里虚，所以脉沉。脉弦，为脉道表面紧张，但是有点中空的感觉。一般这种脉搏，都是因为有外部邪气侵袭，人体气血向体表调集，所以内部会有中空的虚象。下利兼下重，原因为外邪侵袭，导致便后不爽快。脉大者，为病进。脉大，正邪斗争剧烈的表现。所以，脉大为未止。脉微弱数，脉微弱符合里虚寒下利，虚症见虚脉，属于顺，兼数，说明阳气来复。虽发热，但不是虚阳外越，因为不见脉强大，所以这种发热，是阳气来复的表现，叫作不死。

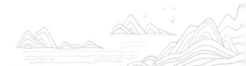

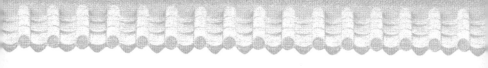

> 下利，脉沉而迟，其人面少赤，身有微热，下利清谷者，必郁冒汗出而解，病人必微厥，所以然者，其面戴阳，下虚故也。（366）

本条最后点出了病机关键，即下虚。《伤寒论》中一再出现的阳浮而阴弱的病机再次出现在本条。我们看到，下利，脉沉迟，是里虚寒的表现，也就是下虚。其人面色有少许红色，身有微热，那自然是本条最后提出的戴阳，也就是下虚必然对应的上实上热。下利清谷，就是腹泻，泻出不消化食物，可见小肠功能衰弱。这种严重下虚想要病解的话，就需要启动强大的防御反射机制，所以必郁冒。本来是下利，气血趋势向下，现在反转为向上向外，所以见到郁冒，汗出，那么下利就痊愈了。病人必微厥，说明这种上实下虚，实为阴阳不和，阴阳气不相顺接。

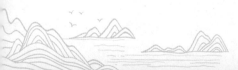

> 下利，脉数而渴者，今自愈。设不差，必清脓血，以有热故也。（367）

本条虚寒下利，脉数，说明阳气来复。口渴，说明机体代谢运转起来了，需要水分以补充下利丢失的津液，所以说今自愈。设不差，即如果没有病愈，那就是阳复太过，必便脓血，最后点明病机，有热。

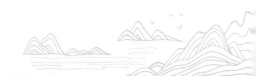

> 下利后脉绝，手足厥冷，晬时脉
> 还，手足温者生，脉不还者死。(368)

　　虚寒下利后，脉绝，说明下利丢失津液，血容量不足，脉道不充，且阳气随下利丧失，所以脉绝，手足厥冷。晬时脉还，手足温，是阳气来复。晬时，一般认为是二十四小时。通常认为，人体有昼夜阴阳往复的规律。如果脉绝后，二十四小时内能够恢复，说明可以继续生存。如果经过了二十四小时脉不还，即在二十四小时的小周期内没有出现生的迹象，则可以预见，在此后五到七天的大周期内，大概率也不能活。

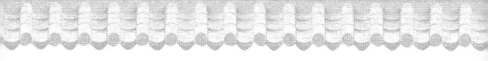

伤寒下利，日十余行，脉反实者死。
（369）

　　伤寒厥阴阶段，下利，一日十余次，可见丢失阳气、津液比较严重，如果出现脉反实，也就是脉搏有力，虚性亢奋状态暴露无遗。实际指的是物质基础和动能严重不足，心脏却搏动有力，说明是回光返照，物质基础即将消耗完毕，所以说死。

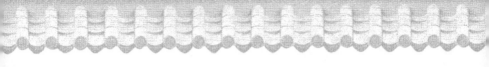

下利清谷，里寒外热，汗出而厥者，通脉四逆汤主之。（370）

通脉四逆汤方

甘草二两_{（炙）}，附子大者一枚_{（生，去皮，破八片）}，干姜三两_{（强人可四两）}。

上三味，以水三升，煮取一升二合，取滓，分温再服，其脉即出者愈。

下利清谷，里虚寒无疑，里寒外热，说明真阳外越了，所谓里就是阴，所谓外就属于阳的范畴。里寒外热，也属于阳浮而阴弱的范畴。汗出，说明体内津液随真阳外越，也说明里虚寒不能固摄。厥冷说明阳气虚寒，不能到达四肢末端。这种严重的虚寒、真阳外越，需要通脉四逆汤大力温阳治疗。

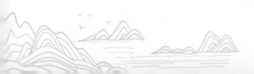

热利下重者，白头翁汤主之。（371）

白头翁汤方

白头翁二两，黄柏三两，黄连三两，秦皮三两。

上四味，以水七升，煮取二升，去滓，温服一升，不愈更服一升。

　　热利下重，是湿热下利，用白头翁汤。白头翁是治疗湿热下利的专药。方中黄连、黄柏、秦皮都有清热利湿的作用。

> 下利腹胀满，身体疼痛者，先温其里，乃攻其表，温里宜四逆汤，攻表宜桂枝汤。（372）

　　本条文跟前文类似。虚寒下利，腹胀满，属于虚胀。身体疼痛，有虚寒气血濡养不足导致的身疼痛成分，大部分是感受外邪导致身疼。此时不能先发表，前文说过，不可攻表，否则汗出必胀满，要先温其里，用四逆汤，然后再发表，用桂枝汤。

下利欲饮水者，以有热故也，白头翁汤主之。（373）

下利，欲饮水，这个跟前文说的下利微热口渴今自愈不同。这种欲饮水，不是阳复，而是疾病本身就不是虚寒下利，而是湿热利。因本身有热，所以欲饮水，用白头翁汤。

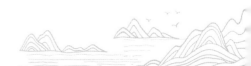

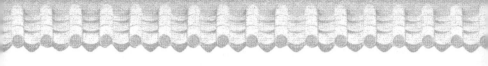

下利谵语者，有燥屎也，宜小承气汤。（374）

下利兼有谵语，是因内有燥屎不能排出，但是人体防御反射机制仍在努力，欲排出肠道内燥屎，无奈燥屎无法排出，只能排泄出一些肠道内的水液。此时可以用小承气汤攻下燥屎。

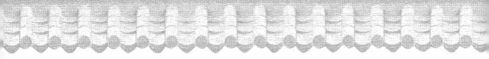

　　下利后更烦，按之心下濡者，为虚烦也，宜栀子豉汤。（375）

　　下利后，下部邪气得泄，但无形余热留恋于胸膈，所以更烦。为了与心下有水气相区别，可用手切按心下，是软的，所以叫作虚烦，用栀子豉汤。栀子向下清热，淡豆豉向上发散，一上一下。此方中并无调和阴阳的催化剂药物，所以一上一下的药物必然不能融洽，会导致病人呕吐。然而仲景恰恰要利用呕吐的副作用来发散胸膈虚热。此方组方巧妙，变副作用为正作用，令人叹为观止。

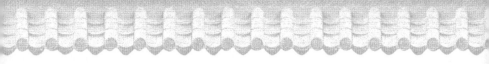

　　呕家有痈脓者，不可治呕，脓尽
自愈。(376)

　　呕家，就是经常呕吐的人。有痈脓，脓水必然随呕吐外泄。此时，呕家的气血趋势是向上向外的，所以说不可治呕，意思是不能压抑向上向外的病机趋势，不然，痈脓排出不利，病不能痊愈。应当让痈脓随呕吐排尽，则病邪除而自愈。

呕而脉弱，小便复利，身有微热，见厥者难治，四逆汤主之。（377）

　　呕而脉弱，说明机体在本质上气血物质基础已经虚弱，而且从呕吐途径持续丧失物质基础，再加上小便通利，说明人体防御反射中的阻塞类防御反射反应失灵，从侧面说明阳气虚弱。津液多了一条丧失的途径，加重了虚弱。身有微热，说明虚阳浮越，见到四肢厥冷，说明阴阳气不相顺接。此种虚寒严重的病，难治，须用四逆汤回阳救逆。

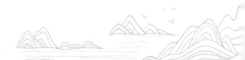

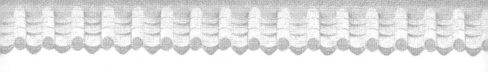

干呕吐涎沫，头痛者，吴茱萸汤主之。（378）

此条文中的干呕，吐涎沫，是因脏腑虚寒不能蒸化水分，无法消化的水液因防御反射机制的反转而逆行向上，从口中吐出。肝肾属于下焦，下焦虚寒，属于阴弱，必定对应阳浮，既然下半身物质基础不足，而上半身物质过多，所以出现头痛。那么肝寒，就用吴茱萸汤治疗。

呕而发热者，小柴胡汤主之。（379）

　　单从本条内容看，呕而发热，就用小柴胡汤，似乎有点没头没尾。但若本条文中病人处于厥阴病阶段，有呕，兼发热。厥阴病寒热胜复，所以有呕。如果兼发热，应该是阳气来复，那么加上有血弱气尽的底子，用小柴胡汤解呕和发热最合适，因为小柴胡汤证也有血弱气尽的一面。

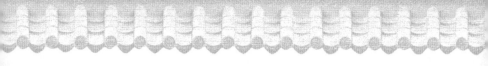

伤寒大吐大下之，极虚，复极汗者，其人外气怫郁，复与之水，以发其汗，因得哕，所以然者，胃中寒冷故也。（380）

本条开篇提伤寒，医生误用大吐大下之法治疗，所以会伤害人体阳气、阴液，出现极虚。复极汗，更加重了虚弱。气血集中在体表，所以叫外气怫郁，这也是阳浮而阴弱的表现，也属里虚而外实。还有一种可能，那就是极虚后，加上极汗，腠理大开，免疫力低下，又感染外邪，所以外气怫郁。这个时候，复与之水，以发其汗，体表血脉偾张，容纳了更多血液，身体内部血液就少了，所以仲景最后说，胃中寒冷，那就必然会出现呕吐。

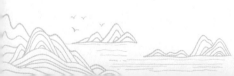

伤寒哕而腹满，视其前后，知何
部不利，利之即愈。（381）

本条症状，哕而腹满，可由阴阳两种病机导致。阳者，内热实邪聚集，可以出现呕吐、腹满。阴者，脾胃虚寒，也可以出现呕吐、腹满。所以仲景说了，视其前后，也就是看病证的阴阳，探析病机，然后调节阴阳平衡，就会痊愈。

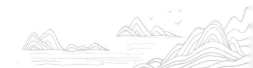

辨霍乱病脉证并治

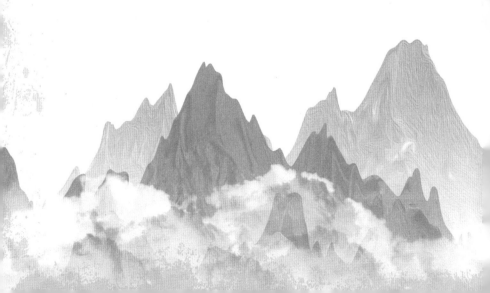

问曰：病有霍乱者，何？答曰：
呕吐而利，此名霍乱。（382）

本条说明了什么叫霍乱病。很简单，呕吐加腹泻，名为
霍乱。

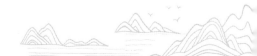

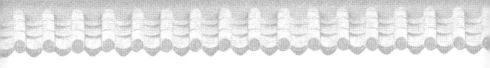

> 问曰：病发热头痛，身疼恶寒，吐利者，此属何病？答曰：此名霍乱。霍乱自吐下，又利止，复更发热也。（383）

此条以问答形式，点明霍乱的症状表现。发热、恶寒、头痛、身疼，都是感受外邪的表现，加上呕吐和腹泻，就是霍乱病的表现。最后一句，霍乱自吐下，意思是霍乱病必有呕吐和腹泻，这和现代医学的描述是一样的，霍乱的吐利是无度的。所以利止之时，一般是肠道液体丢失殆尽，下无可下。此时的复更发热，是虚阳外越的表现。

伤寒，其脉微涩者，本是霍乱，今是伤寒，却四五日，至阴经上，转入阴必利，本呕下利者，不可治也。欲似大便，而反矢气，仍不利者，此属阳明也，便必鞕，十三日愈，所以然者，经尽故也。下利后当便鞕，鞕则能食者愈，今反不能食，到后经中，颇能食，复过一经能食，过之一日当愈，不愈者，不属阳明也。（384）

本条第一句提伤寒，脉微涩，脉微说明阳气虚弱，脉涩说明血容量不足，这属于阳尽阴竭。说明其脉微涩，本是霍乱之脉。但目前病是伤寒，过了四五日，有可能传入阴经，三阴虚寒，所以必利。本呕，下利者，不可治也。吐泻并作，病情严重，所以不可治也。欲似大便，而反矢气，仍不利者，此属阳明也，便必鞕，十三日愈，所以然者，经尽故也。说的是，硬便燥屎在肠中，人体欲排出而后快，所以出现似大便的感觉。一般内脏感觉很少被自身感知，目前病人感觉到欲似大

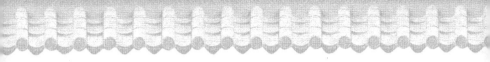

便，说明正气在与燥屎作斗争，人体出现了调节反应。欲似大便，却只有矢气，说明燥屎难以排出，只能排出一些气体。经过十三天，推测病已愈。具体天数似乎不可过于较真。后一句的下利后，指的是硬便排出后，因为等了十三天，没有用泻药，所以大便仍然硬。如果兼有能食，那么是肠胃功能好的表现。一般的死症都因虚寒，物质基础消耗殆尽，但是便硬却与物质消耗丢失相反，是固摄有力的表现，同时能食，说明胃肠功能好，所以说能食者愈。现在大便硬，说明胃肠功能好，但却不能食，等了一些时日，胃肠功能恢复了，才出现食欲好，推测病即将痊愈。如果没有痊愈，那么推测病因不在阳明经。

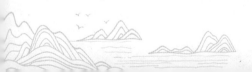

恶寒脉微而复利，利止亡血也，四逆加人参汤主之。（385）

四逆加人参汤方

甘草二两（炙），附子一枚（生，去皮，破八片），干姜一两半，人参一两。

上四味，以水三升，煮取一升二合，去滓，分温再服。

本条提出恶寒，并未提及发热，恶寒与脉微同见，同时还有下利，说明病证是虚寒无疑。利止亡血也，怎么理解？因为亡血，丢失阴液过多，所以肠道枯涸，导致下无可下，所以见到利止。此时，四逆汤回阳救逆是必须的，考虑阴液枯涸，故加人参补液。

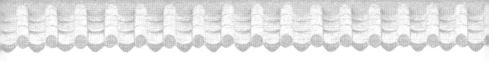

霍乱，头痛发热，身疼痛，热多欲饮水者，五苓散主之；寒多不用水者，理中丸主之。（386）

理中丸方

人参、干姜、甘草（炙）、白术各三两。

上四味，捣筛，蜜和为丸，如鸡子黄许大。以沸汤数合，和一丸，研碎，温服之，日三四，夜二服。腹中未热，益至三四丸，然不及汤。汤法，以四物，依两数切，用水八升，煮取三升，去滓，温服一升，日三服。若脐上筑者，肾气动也，去术，加桂四两；吐多者，去术，加生姜三两；下多者还用术；悸者，加茯苓二两；渴欲得水者，加术，足前成四两半；腹中痛者，加人参，足前成四两半；寒者，加干姜，足前成四两半；腹满者，去术，加附子一枚。服汤后如食顷，饮热粥一升许，微自温，勿发揭衣被。

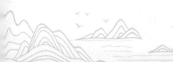

　　霍乱病，头身疼痛，有发热，这是典型的表现。如果热多欲饮水，说明表证兼水湿不化，必兼小便不利症状。用五苓散利小便实大便，治疗霍乱下利。头身疼痛和发热是外感症状，当用五苓散利小便后，机体体液趋势由向上向外转为向下，故病愈。寒多不用水者，是霍乱吐泻导致了里虚寒，需要用理中丸治疗。理中丸四味药，都是入中焦的药，可恢复脾胃阳气。

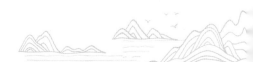

> 　　吐利止，而身痛不休者，当消息
> 和解其外，宜桂枝汤小和之。（387）

　　如果上吐下泻停止，可以理解为里和。那么身痛不休，就是表不解。如此观之，霍乱病有表里皆病的病机特点。现在里和表不解，用桂枝汤治疗比较合适。

> 吐利汗出，发热恶寒，四肢拘急，手足厥冷者，四逆汤主之。（388）

本条描述的是一派虚寒症状。吐利、恶寒、手足厥冷、四肢拘急，是吐利丧失津液，筋脉失养所致。此时发热，应该有两种可能，一是尚有表邪，一是虚寒严重，出现虚阳外越的真寒假热。无论哪种情况，都需四逆汤救里。

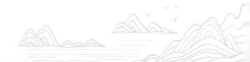

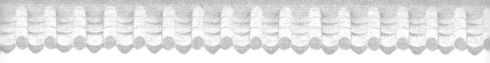

> 既吐且利，小便复利，而大汗出，下利清谷，内寒外热，脉微欲绝者，四逆汤主之。（389）

　　本条所述是一派阴寒症状。呕吐腹泻、下利清谷，同时还从小便和汗丢失阳气津液，这就叫作内寒外热，内里心脏已经基本没有功能了，所以脉微欲绝，须用四逆汤回阳救逆。

吐已下断，汗出而厥，四肢拘急不解，脉微欲绝者，通脉四逆加猪胆汤主之。（390）

通脉四逆加猪胆汤方

甘草二两（炙），干姜三两（强人可四两），附子大者一枚（生，去皮，破八片），猪胆汁半合。

上四味，以水三升，煮取一升二合，去滓，内猪胆汁，分温再服，其脉即来，无猪胆，以羊胆代之。

吐已下断，这个用词不一般。一般病情好转，叫作吐后，利止。目前吐已，下断，说明肠胃内体液已经吐下殆尽，没有可以吐出和下利的东西了，病人危重程度可想而知。汗出而厥，此时最后一点阴液仍然被虚阳外越所胁迫从汗丢失。四肢拘急不解，筋脉没有物质基础濡养，就会筋脉紧张。脉微欲绝，说明心脏在阴液血液枯涸的情况下，没有办法射血，所以脉象呈现脉微欲绝的态势，用通脉四逆加猪胆汁汤。通脉四逆汤可回阳救逆，加猪胆汁，是为了快速补充阴液的精华。胆汁为肝之余气，是阴液精华。

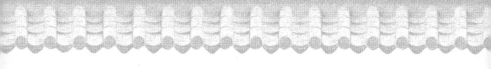

　　吐利发汗，脉平，小烦者，以新虚不胜谷气故也。（391）

　　病人呕吐腹泻，自然会有物质基础丢失，导致阴阳两虚。经过治疗，脉平，这是好事。脉平，实际上表心脏功能正常。小烦，是因为病刚好，还稍微有点虚弱，不胜谷气，是因为胃肠消化水谷也需要阳气帮助，而且我们平常吃的大米虽然性质平和，但是略微带凉性。所以病人身体刚刚恢复，吃了一般的饭食，就会有些小烦的表现。好在脉平，心脏功能好，身体并无大碍。

辨阴阳易差后劳复病脉证并治

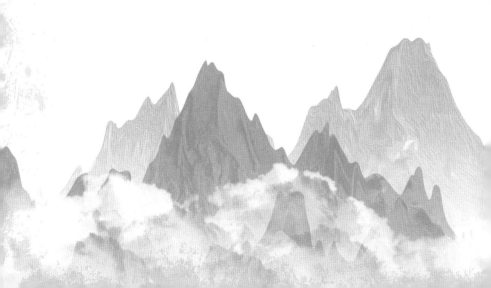

伤寒阴阳易之为病，其人身体重，少气，少腹里急，或引阴中拘挛，热上冲胸，头重不欲举，眼中生花，膝胫拘急者，烧裈散主之。（392）

烧裈散方

妇人中裈近隐处，取烧作灰。

上一味，水服方寸匕，日三服，小便即利，阴头微肿，此为愈矣。妇人病取男子裈烧服。

本条病名叫作阴阳易，多数注家不做解释。看症状，病机仍然属于多次讲过的阳浮而阴弱。身体重，少腹里急，少气，必定是因为下部虚弱。热上冲胸，头重，表上部有热，阳浮。膝胫拘急，是因为下焦虚弱。眼中生花，因上部物质过多，刺激眼部神经，产生眼中生花的感觉。至于用烧裈散，因没有具体实践，本书不做评论。

大病差后劳复者，枳实栀子豉汤主之。（393）

枳实栀子豉汤方

枳实三枚 (炙)，栀子十四个 (擘)，豉一升 (绵裹)。

上三味，以清浆水七升，空煮取四升，内枳实栀子，煮取二升，下豉，更煮五六沸，去滓，温分再服，覆令微似汗。若有宿食者，内大黄如搏棋子五六枚，服之愈。

大病刚刚痊愈，食欲、排便尚未稳定，睡眠也刚刚恢复。在这段时日里，食宿睡眠都正常，才能使人体得到饮食滋养，通过睡眠恢复脑力和体力。如果不给身体时间恢复，过早劳作，就会使病情反复。此时，用枳实栀子豉汤治疗。枳实和栀子清泄向下，淡豆豉发散向上。从西医讲，枳实、栀子通利二便，有利于排出肠道内旧的紊乱菌群，淡豆豉为发酵药物，进入肠道，有利于肠道内菌群重新生长，达到新的协调平衡。一上一下，让人体代谢运转起来，劳复可愈。

伤寒差以后，更发热，小柴胡汤主之。脉浮者，以汗解之，脉沉实者，以下解之。（394）

　　伤寒病愈以后，出现了病情反复。更发热，此时的发热和初次得病时的发热不一样，因为经过第一轮太阳病，身体已经有了消耗。此时外感发热，有了气血虚弱的一面，当然用小柴胡汤合适。后一句，脉浮，就是表证，用发汗之法治疗。脉沉实，就是里实，用攻下之法治疗。

大病差后，从腰以下有水气者，牡蛎泽泻散主之。（395）

牡蛎泽泻散方

牡蛎（熬）、泽泻、蜀漆（暖水洗，去腥）、葶苈子（熬）、商陆根（熬）、海藻（洗，去咸）、栝楼根各等分。

上七味，异捣，下筛为散，更于白中治之，白饮和服方寸匕，日三服。小便利，止后服。

本条文中病人大病初愈，说明病机有虚弱的一面。腰以下有水气，仲景说用牡蛎泽泻散治疗。此方中有很多利水化湿的药。牡蛎，是化痰湿的；泽泻是利小便的；蜀漆是用来化痰的；葶苈子也是化痰湿的；商陆根首次在《伤寒论》中出现，也是利水药；海藻也可化痰湿；栝蒌根就是天花粉，可以化湿热。所有药组合在一起，除腰以下水湿。

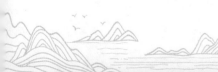

大病差后，喜唾，久不了了，胸
上有寒，当以丸药温之，宜理中丸。
（396）

　　大病痊愈后，喜唾。这也是人体的防御反射表现之一。后面说胸上有寒，意思是有寒痰，机体欲排出，所以想通过吐口水的方式来排出邪气。久不了了，是说寒痰久久不除。治疗上仲景说了，用丸药温化。我们看理中丸，都是入中焦脾胃的药，为什么能治疗胸上有寒痰？因为脾为生痰之源。大病刚刚好，脾胃尚虚弱，所以此时固本温脾胃阳气才是正道。脾胃健旺，肺黏膜的纤毛摆动有力，则排痰顺畅。如果见到胸上有寒痰，就直接治疗肺，使脾胃更虚，则疾病难以好转。

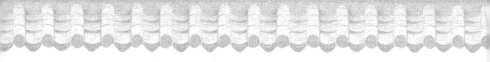

伤寒解后，虚羸少气，气逆欲吐，竹叶石膏汤主之。（397）

竹叶石膏汤方

竹叶二把，石膏一斤，半夏半斤 (洗)，麦门冬一升 (去心)，人参二两甘草二两 (炙)，粳米半斤。

上七味，以水一斗，煮取六升，去滓，内粳米，煮米熟，汤成去米，温服一升，日三服。

伤寒解后，也就是外感解除后，有虚弱乏力症状，还有恶心欲吐症状，这是脾胃功能差导致的胃肠下行无力，逆而向上的表现。仲景用竹叶石膏汤治疗。方药组合原则仍然是阴阳相配，加催化剂和加热炼丹炉。半夏是催化剂，调和阴阳。竹叶、石膏、麦门冬是清热滋阴药，人参、粳米作为能量加热中焦脾胃炼丹炉。炙甘草也可调和诸药，滋养气阴。虽然只有阴药，没有阳药，但是半夏作为催化剂同样加入本方，人参、粳

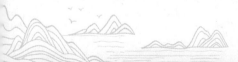

米作为加热炼丹炉的能量一样重要。

　　前文说过，《伤寒论》组方原则都是一上一下相配的。根据本条虚羸少气，气逆欲吐的症状描述可以看出，竹叶石膏汤中应对虚羸少气用的是人参、麦门冬、粳米。应对气逆欲吐，用的是半夏、竹叶、石膏，都是下降的药。

511

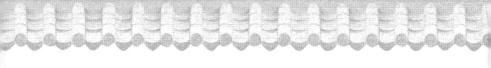

> 病人脉已解，而日暮微烦，以病新差，人强与谷，脾胃气尚弱，不能消谷，故令微烦，损谷则愈。（398）

病人脉已解，说明邪去正安。到了日暮时候出现微烦，仲景认为这是因为病刚刚好，就吃了过多的食物，此时脾胃功能还相对虚弱，所以会烦。本质上，目前已经没有病了，微烦的病机只不过是饮食过量，所以仲景提出损谷则愈，也就是减少饮食量就会好转。

《伤寒论》条文惜字如金，一个条文中出现两次及以上的字词，就要特别注意，仲景反复强调的字眼，往往就是关键。本条中微烦二字就出现了两次，说明这个症状的重要性，在脉已解的情况下，两次强调微烦，两次提到谷，一次是人强与谷，一次是损谷则愈，说明本病是饮食不调造成的。本条病机则是脾胃气尚弱。

日暮微烦，可以解释为日落时天之阳气衰减，因而脾胃阳气得不到天阳资助，所以机体启动防御反射机制，使人烦躁起来，加快心跳及血液运行速度，以便能消谷。

最后，损谷则愈，意为损谷可以增强脾胃功能。本条脾胃气尚弱一句，不单单指病初愈的时候脾胃气尚弱，还可以指所有情况下出现的脾胃气尚弱。任何情况下的脾胃气尚弱，都可以用损谷的方法，来刺激人体自身的防御反射，也就是加强饥饿感。前文说过，加强内脏感觉，可以强健内脏功能。通过损谷或者后世的辟谷，可以起到强健脾胃功能的作用。

从上述解析可以看出，《伤寒论》惜字如金，句句珠玑，读者应当自行体会。

至此，《伤寒论》三百九十八条已经解析完毕。归其大要，就是一句话：阴阳自和必自愈。不仅要阴阳和，而且要自和。有了这句话，万法皆通。读者自去领悟吧。

后　记

伤寒卒病论集

（张仲景原序）

论曰：余每览越人入虢之诊，望齐侯之色，未尝不慨然叹其才秀也。怪当今居世之士，曾不留神医药，精究方术，上以疗君亲之疾，下以救贫贱之厄，中以保身长全，以养其生，但竞逐荣势，企踵权豪，孜孜汲汲，惟名利是务；崇饰其末，忽弃其本，华其外而悴其内。皮之不存，毛将安附焉？卒然遭邪风之气，婴非常之疾，患及祸至，而方震栗，降志屈节，钦望巫祝，告穷归天，束手受败。赉百年之寿命，持至贵之重器，委付凡医，恣其所措。咄嗟呜呼！厥身已毙，神明消灭，变为异物，幽潜重泉，徒为啼泣。痛夫！举世昏迷，莫能觉悟，不惜其命，若是轻生，彼何荣势之云哉？而进不能爱人知人，退不能爱身知己，遇灾值祸，身居厄地，蒙蒙昧昧，蠢若游魂。哀乎！趋世之士，驰竞浮华，不固根本，忘躯徇物，危若冰谷，至于是也！

余宗族素多，向余二百，建安纪年以来，犹未十稔，其死亡者，三分有二，伤寒十居其七。感往昔之沦丧，伤横夭之莫救，乃勤求古训，博采众方，撰用《素问》《九卷》《八十一难》《阴阳大论》《胎胪药录》，并《平脉辨证》，为《伤寒杂病论》，合十六卷。虽未能尽愈诸病，庶可以见病知源。若能寻余所集，思过半矣。

夫天布五行，以运万类；人禀五常，以有五脏。经络府俞，阴阳会通；玄冥幽微，变化难极。自非才高识妙，岂能探其理致哉！上古有神农、黄帝、岐伯、伯高、雷公、少俞、少师、仲文，中世有长桑、扁鹊，汉有公乘阳庆及仓公，下此以往，未之闻也。观今之医，不念思求经旨，以演其所知；各承家技，终始顺旧，省疾问病，务在口给；相对斯须，便处汤药。按寸不及尺，握手不及足；人迎趺阳，三部不参；动数发息，不满五十。短期未知决诊，九候曾无仿佛；明堂阙庭，尽不见察，所谓窥管而已。夫欲视死别生，实为难矣！

在原序中，张仲景先是提出对名医秦越人的钦佩，然后用了大量篇幅痛斥社会上浮躁的人们，期望能唤醒人们靠实力、靠真正的能力来推动社会发展。同时，又对一些医学同道进行了批评。从《伤寒论》看，张仲景确实是忧国忧民、有医术医德的苍生大医。《伤寒论》是中医临床学科的奠基之作，为中华民族繁衍昌盛做出了重大的不可磨灭的贡献。但是，张仲景批评世人、批评医学同道的做法，与中华传统文化中的"知其

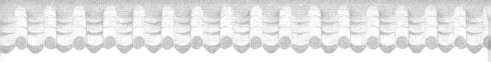

荣，守其辱，为天下谷。为天下谷，常德乃足"的观点相悖。由于痛批了权势群体和同行，《伤寒论》遭到了长期打压，张仲景的个人传记都没能记载到正史中去。张仲景死后，《伤寒论》时隐时现，几近失传。亏得晋代太医令王叔和，官居高位，还有正义感，为了民族大义将《伤寒论》保存下来。直到一千来年后的宋朝，《伤寒论》的珍贵之处才被国家正式承认，由国家颁布了官方修订的《伤寒论》，也就是珍贵的宋版《伤寒论》。直至今日，宋版《伤寒论》已是价值连城。所以，张仲景批判时人时事的做法，从《伤寒论》的遭遇上看，值得商榷。"物壮则老，兵强则灭，木强则折"，此乃恒定的历史规律。

孔子云：生而知之者上，学则亚之，多闻博识，知之者次。余宿尚方术，请事斯语。

人体科学中，最具有超能力的是人体的本能，也就是孔子说的"生而知之者上"。疾病侵袭人体所表现出来的症状，都是人体本能的发动和体现。如何获得对自我本能的掌控能力，才是人体科学的高端课题。用《孙子兵法》的话说就是"故兵闻拙速，未睹巧之久也"。意思是说，即使战术看起来笨拙，但只要能够迅速取胜，也是可行的。所以张仲景宿尚方术，他推崇的是下功夫、踏踏实实用功获得真正的实力，并告诫世人，这样做才是真正的成功。

　　有报道，至今有病名的疾病共七十多万种，那么医生要尽愈诸病，就过于艰难了。临床诊断中，必须使每一条临床资料证据与诊断形成有指向性的逻辑关系，并需要若干临床证据形成一个体系，这个体系必须使得诊断为真的概率极高，而反面合理怀疑的概率极低。中医采用阴阳的观点来诊断治疗疾病，执简驭繁，一旦正面诊断为阳，那么必然反面合理怀疑为阴的概率就极低，这样就极大地保证了用阴阳诊断疾病的正确性或者叫准确率。其实，每一个诊断都不是绝对正确的，因为作为诊断支持证据的临床资料可以有多种解释。鉴别诊断中，采用阴阳作诊断，就避免了很多其他相似诊断的出现，因为疾病性质非阴即阳。此外，用阴阳诊断疾病，使得身体所有症状表现都可以归结为阴或阳，自然可以增加临床证据的数量。

　　最后，我想说的是，《伤寒论》是中医经典，而且是中医四大经典之一，与《黄帝内经》同等重要。那么为什么不叫作"伤寒经"或"伤寒杂病经"呢？个人认为，因为古代称为"经"的经典，需要满足三个条件。第一，文字简约，倒着读也能成为一本经典。比如《黄帝内经·灵枢·九针十二原》论述的"静以徐往，微以久留"一句，说的是毫针、小针因为形体小、刺激小，所以可以长时间留针。那么倒过来读，"留久以微，往徐以静"，也通顺。意思就是因为微小，所以可以长久存留；因为安静，所以可以徐徐达到目的。再比如老子所著

的《道德经》也如此，"圣人行不言之教"，是说圣人教化人民不是靠说教，而是用行动，以身作则。倒过来读就是"教之言不行人圣"，也能读通顺，大意是说教的语言是行不通的。因为知行合一是很难做到的，知道和做到中间差了十万八千里。大家都知道耐得住寂寞、经得起诱惑才能成功，但是能做到的有几人呢？所以倒过来读也能读通顺的书，才有可能被称为经典。《伤寒论》虽然理论至高无上，但是里面的文字不可以倒过来读，如桂枝汤，倒过来读没意义。所以《伤寒论》只能叫作大论，不能称为"伤寒经"。第二，经典的语言都是具有普适性的，适用于说明历史、军事、社会、医学、兵法、书法、武术等方方面面。比如《孙子兵法》里面的"故兵闻拙速，未睹巧之久也"，打仗取胜最简捷快速的方法同时也可以是最笨拙的方法，就是凭实力取胜，从未听说过靠阴谋诡计能长久取胜的。这个思想理论，不仅适用于军事，也适用于商业经营、学医等方方面面。《伤寒论》里的多数内容并没有论述医学以外的理论，所以《伤寒论》只能叫作大论，不能叫经。第三，经典有一个特点就是一个字都不可改动。比如《灵枢》里有句话写道："右主推之，左持而御之，气至而去之。"说的是给病人扎针，医生用右手进针，左手扶持病人患肢，病人有了酸胀感以后出针。那么能不能换成右持而御之，左主推之？我认为不能。人一般都是右利手。也就是大脑左半球掌管右手，大脑右半球掌管左手。所以医生左手扶持患肢由大脑右半球控制，右半球主形象思维，擅长空间感，适合扶持控制患肢。大脑左半球主逻辑思维，用大脑左半球控制右利手，可以做到进针准确有力度，达到足够刺激量。《素问》里有句话说："手如握虎者，欲其壮也。"，意思就是医生手拿针必须有力到可以抓住一只老虎的程度。如果倒过来，左手进针，右手扶持控制患肢，就不能充分发挥大脑左半球的特长，达不到最高的针刺效果。由此观之，经典的话，一字都不能改动。《伤寒论》虽然用语比较简洁，但医理深奥，其中的经方，只要理法对了，换一种药效差不多的药也还是可以保证疗效的。特别是《伤寒论》中方剂的用药剂量，目前临床实践中已经和《伤寒论》原书所著差距巨大，但是只要理法对路，疗效也能保证。所以《伤寒论》只能叫作大论不能称为"伤寒经"。

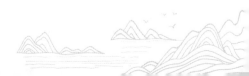